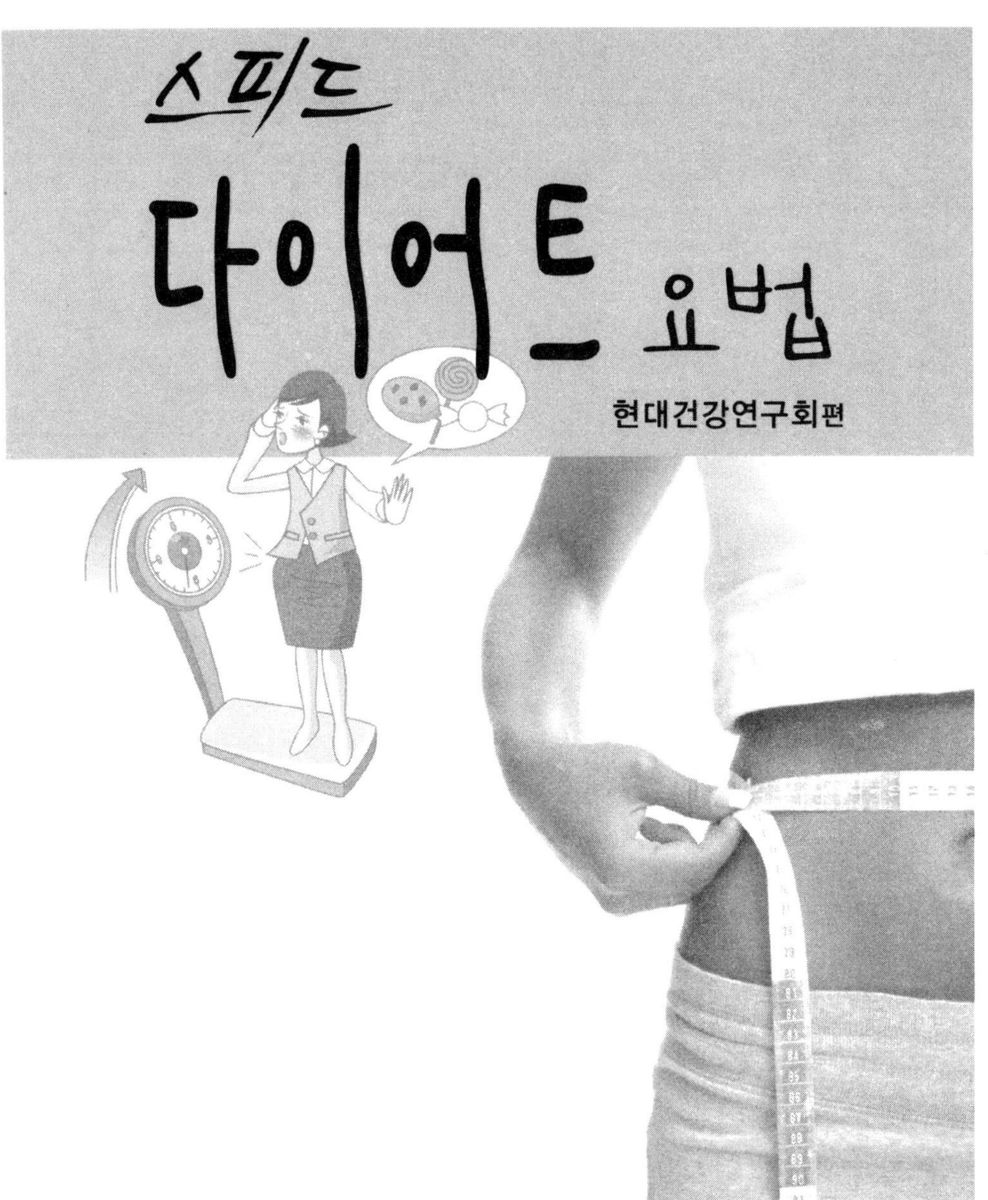

太乙出版社

머 리 말

"마르고 싶다", "맵시 있는 몸을 만들고 싶다"라는 여러분의 바램은 나에게 있어서도 남의 일은 아니었다.

어쨌든 나 자신은 어렸을 때부터 먹은 음식 모두가 몸에 붙은(즉, 살로 가는) 체질로, '몸무게로 음식물의 영양 효과(榮養效果)를 입증' 해왔기 때문이다. 중년에 달할 무렵에는 나이를 먹음에 따라서 반드시 일어나는 기초대사량 저하에 덧붙여 하루 종일 책상에 앉아 있는 연구생활이 빌미가 되어 마침내 신장 170㎝에 체중 85㎏이라는 당당한 체구를 갖추기까지에 이르렀다. 때문에 나도 '이대로는 파열사(破裂死)해 버린다'라는 공포에 휩싸였던 것인데, 마침 그때 엉뚱한 일로 영양학자 친구들 앞에서 감량(減量)을 맹세하는 처지가 되었던 것이다.

"영양학자는 우선 몸소 영양효과를 입증하고 살이 쩌 보여주는 것이 중요하다. 이번에는 이 살찐 몸을 이상적인 체중으로 조절해 보이지."라고 허세를 부린 것이었다. 그런데 처음에는 훌륭히 실패하고, 체중이 90㎏까지 느는 형편이었다. 이것은 갑자기 조깅을 시작한 탓으로, 다리를 다친 재난을 맞았기 때문이다.

여기에서 소개하는 것은 이러한 실패도 포함하여 내가 20㎏의 감량에 성공하기까지의 과정에서 얻은 체험을 기초로 한 감량법(減量法)이다.

이 감량법에는 두 가지의 대원칙이 있다. 하나는 '건강적으로 체력을 붙이면서 마르는 일'이며, 또 다른 하나는 '먹는 즐거움을 희생시키지 않고 마르는 일'이다. 그 방법의 하나로 내가 행한 것이 운동을

8

주(主)로 하고 식사요법을 종(從)으로 하는 감량법이었다.

이제까지의 감량법이라고 하면 식사제한이 태반을 점유해 왔다. 매일 매식이 식욕과의 싸움이며, 심신(心身)의 피로가 지나친 나머지 좌절한다고 하는 것이 당연한 코스였다. 게다가 식사요법에는 가장 중요한 지방보다 근육과 내장(內臟)을 감소시켜 버리는 수가 많으며, 마르기는 하지만 체력도 한층 떨어진다고 하는 커다란 난점이 있다. 아름답게 마르고 싶다고 바라면서 노력했음에도 불구하고 늙어 몸의 균형을 무너뜨려서는 무엇을 위한 감량인지 모르게 된다.

이 책에서 소개하는 것은 식사에 관해서는 쓸데없는 제한을 모두 제거하는 대신 운동을 중심으로 하는 감량법이다. 운동으로 소비할 수 있는 에네르기는 뻔한 것이라는 것이 이제까지의 상식이었지만, 운동의 최대 효과는 근육을 늘리고 몸을 지방이 연소하기 쉬운 상태로 만드는 점에 있는 것이다. 따라서 처음에는 다소 귀찮더라도 일단 지방이 연소하기 쉬운 몸이 되면 나중에는 체중이 감소하며, 단련된 근육 체중 이상이 되어 전신이 단단해진다. 그 결과, 얻어진 체중이야말로 당신의 이상체중이며, 운동은 몸의 기능을 충실하게 해주면서 좀처럼 살찌기 힘든 몸을 만들어 주는 것이다.

이 책에서는 그 방법을 3단계로 나누어 해설했다. 몸을 움직이는 방법은 사진으로 모두 알 수 있는 구조로 되어 있기 때문에 오늘부터라도 바로 실행할 수 있다고 생각한다. 부분적으로 마르고 싶다는 사람을 위해서는 그 방법도 상세히 사진으로 실어 두었다.

또 이론편에서는 최신의 데이타를 구사하면서 마르는 구조, 살이 찌는 메카니즘에 관한 해설을 덧붙여 놓았다. 게다가 그 이론은 현실의 감량법에 응용할 수 있는 형태로 구성되어 있으므로 감량의 지혜 주머니로서 이용되었으면 한다.

또한 감량은 어디까지나 각자의 생활에 맞춰 행하는 것이 기본이고, 또 그것이 성공의 비결이기도 하다. 그리고 혈압이 높은 사람과 심장에 장해가 있는 사람 등 건강에 문제가 있는 사람은 미리 의사의 진단을 받고 나서 감량을 시작해 주길 바란다. 이 책이 감량의 비전서로서 여러분이 자기 자신에게 맞는 운동법과 식사법을 몸에 붙혀 뚱뚱해지지 않는 생활을 확립해 주면 무엇보다 감사한 일이라고 생각한다.

차　례 ✱

차   례 *

몸을 날씬하게 하기 위한 이론편

* 차 례

비만증 치료와 군살빼는 요령

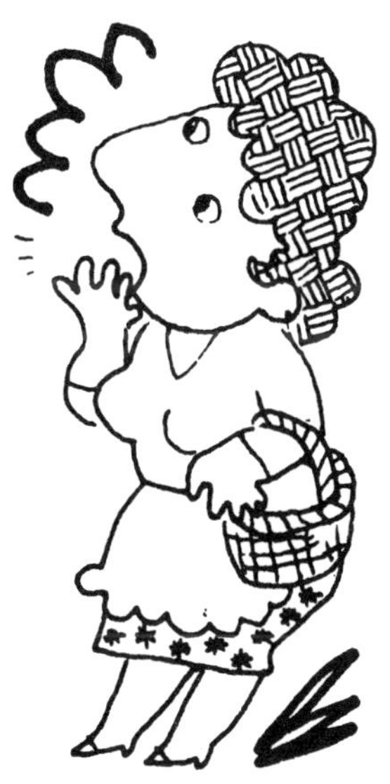

의외로 다이어트가 필요한 사람은 적다

'마른다'라는 것은 '식사를 제한하는 것'이라고 생각하고 있는 사람이 많이 있다. 그러나 이것은 커다란 오해이다.

간단히 말하면, 비만이란 몸이 '소비'하는 에네르기 보다도 '섭취'하는 에네르기가 너무 많고, 여분의 에네르기를 지방으로 몸에 축적해 버리는 상태를 말하는 것이다.

그러므로 식사제한을 해서 거두어 들이는 에네르기의 양을 줄이고, 에네르기의 수지 밸런스를 마이너스로 해버리려는 것이 이제까지의 사고방식이었다. 그러나 그 때문에 확실히 군살은 줄었지만 체력이 쇠퇴해 얼굴색과 윤기가 나빠지며, 주름이 느는 등 폐해가 나타나는 것 또한 사실이었다. 그것은 몸에 필요한 영양소와 근육이 없어져 버렸기 때문이며, 이래서는 '아름답게 마르고 싶다'고 하는 본래의 바램으로부터 훨씬 먼 상태이다.

실제로는 너무 먹은 것이 아니라 몸을 움직이지 않기 때문에 지방이 붙어 있는 사람도 있기 때문에 일률적으로 식사제한을 하는 데에도 근본적으로는 무리가 따르는 것이다.

본래의 감량이란, 여분의 지방만을 제거하고 몸을 건강한 상태로 만드는 것이다. 그 결과, 얻어진 체중이야말로 그 사람의 이상 체중이며, 처음부터 개인차를 생각하지 않고 목표 체중을 설정하는 것 자체가 잘못된 것이다. 이상 체중을 얻기 위해서는 운동을 해서 소비할 에네르기를 늘려야 한다. 식사제한은 운동의 효과를 높여주기 때문에 필요한 사람만이 최소한의 범위에서 행하는 것이라고 생각해 주기 바란다.

실제로 식사제한이 필요한 사람은 어느 정도이든지 다음의 표준 체중표를 참고로 해서 당신 자신이 판단하길 바란다.

식사제한이 필요한 사람

표준 체중표에서 체중이 20% 이상 오버되어 있는 사람이다. 여기에서는 임시로 '비만파'라고 부르기로 한다. '비만파'인 사람은 운동에 덧붙여서 가벼운 식사제한을 행한다.

식사제한이 필요 없는 사람

표준 체중표에서 20% 미만의 체중 오버, 혹은 표준체중이라도 전신을 모양 있게 해서 탄력을 가지고 싶어하는 사람들이다. 이것을 '쉐이프 업(shape up)파' 라고 하겠다. '쉐이프 업(shape up)파'인 사람은 지방을 운동만으로 충분히 뺄 수가 있기 때문에 지금의 식사량을 늘이지 말고, 그냥 유지하도록 한다. 영양의 편중이나 불규칙한 식생활이 되지 않도록 주의하면 식사량을 줄일 필요가 없다.

어떤 타입에 속하는 사람이든지 체중만이 아니라, 거울에 비친 자신의 모습과 몸의 각 사이즈를 정기적으로 조사하고, 감량의 효과를 확인하도록 하면 좋을 것이다.

다이어트는 표준체중보다 20% 이상 초과되어 있을 때에만 실시한다.

● 식사제한이 필요한가 어떤가를 파악하는 조견표 ●

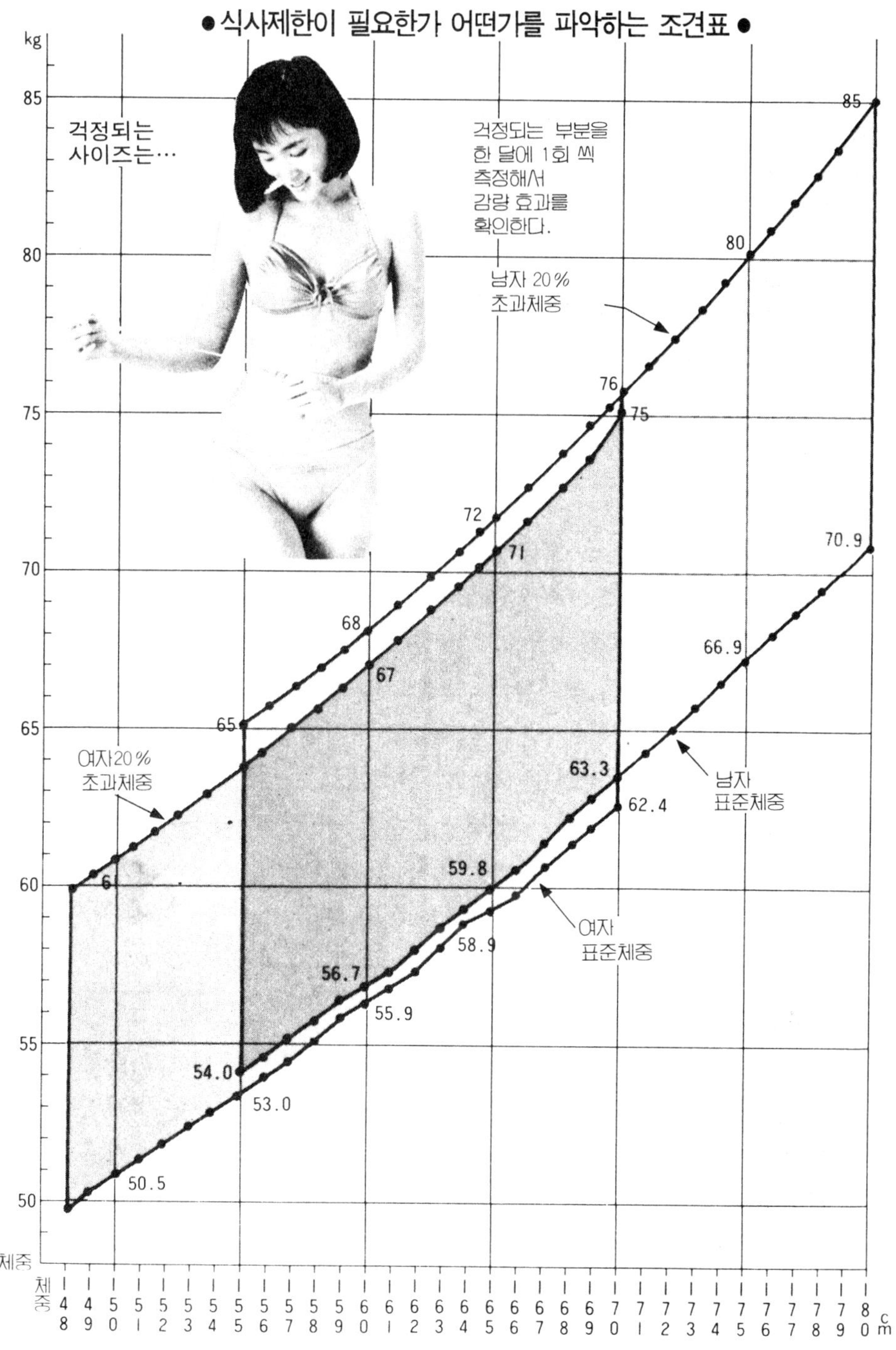

운동 중심의 감량법으로 산뜻하게 마른 사람들

전신에 지방이 어느 정도 붙어 있는가를 알기 위해서 전문가는 지방의 두께를 측정하는 특수한 도구를 이용한다. 그러나 일반적으로는 이것을 사용할 수가 없으므로 가정에서는 몸의 각 사이즈와 외관을 참고로 하면 좋을 것이다. 그 정도의 대강의 눈대중으로도 몸을 움직임으로써 지방이 소비되고, 근육으로 바뀌어짐에 따라 몸이 훨씬 단단해지는 것을 알 수 있을 것이다.

이론보다 증거이다. 그 좋은 예로 운동을 중심으로 한 감량법으로 마르는 일에 성공한 3명의 체험과 분석 결과를 여기에서 소개해 두겠다.

A양(22세)의 예

A양은 신장 162cm로 체중이 65.1kg이다. 앞의 구분법으로 하면 '비만파'에 가깝다. 밥을 가장 좋아하고, 자신도 과식한다는 자각이 강하기 때문에 우선 밥의 양을 1식 1공기로 했다. 그리고 운동요법을 시작했다.

4주일 후에는 체중이 2.6kg 감소, 허리는 3.5cm, 히프도 4cm 줄었다. 몸이 가벼워지고, 아침에 눈을 뜨는 일도 상쾌해졌다고 한다.

체지방의 분석을 하면, 실로 4.9kg의 감소로 나왔다. 즉, 운동으로 군살이 쏙 빠지고, 근육이 발달한 결과 체중은 2.6kg이 감소된 것이다. 이렇게 되면 근육이 증가한 만큼 근육의 소비 에네르기가 높아지므로 지방은 가속도적으로 감소해 간다. 2개월 후에는 7kg의 감량에 성공했다.

B양(22세)의 예

신장 154cm, 체중 58.8kg의 B양은 뚱뚱한 타입. 식사는 특히 제한하지 않고, 매일 목욕 전에 거르지 않고 운동을 실행했다. 4주일 후의 측정에서는 체중이 2kg, 허리가 3cm, 히프도 5cm 감소되었다. 체지방으로는 1.8kg의 감소이다.

이제까지도 모든 감량법을 시도해 보았지만 언제나 공복감(空腹感)으로 좌절했으며, 그 반동으로 대식(大食)으로 달리고, 거꾸로 체중이 증가하여 몸의 상태는 최악이라는 악순환을 반복하고 있던 그녀였지만, 이번에는 전혀 고통을 느끼지 않은 것이 성공의 비결이었다고 말하고 있다.

C양(21세)의 예

C양은 신장 166cm이고, 55.8kg으로 표준 체중 이하의 체중이지만, 고민거리는 하반신의 지방이었다. 그래서 하반신에 중점을 두어서 운동을 시작, 4주일 후 체중은 1.2kg, 체지방은 1kg 감소하고, 염원이었던 허벅지는 3cm나 가늘어졌다. 이상과 같이 운동은 군살을 빼고 근육을 단련시키기 때문에 체형을 가다듬으면서 체중을 줄일 수 있는 것이 커다란 특징이다.

몸을 움직이면서 감량하면 군살, 즉 여분의 지방량이 가속도적으로 준다.

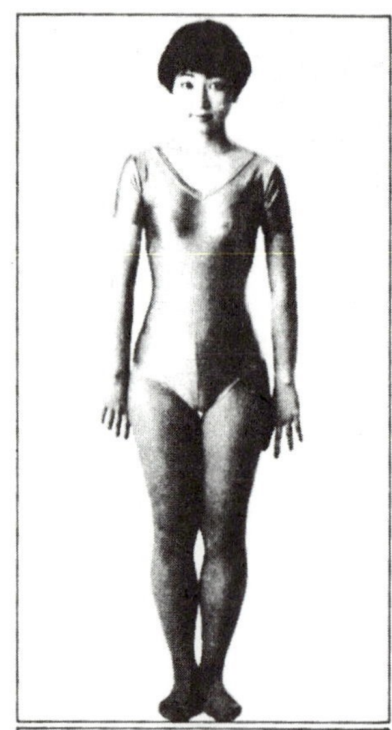
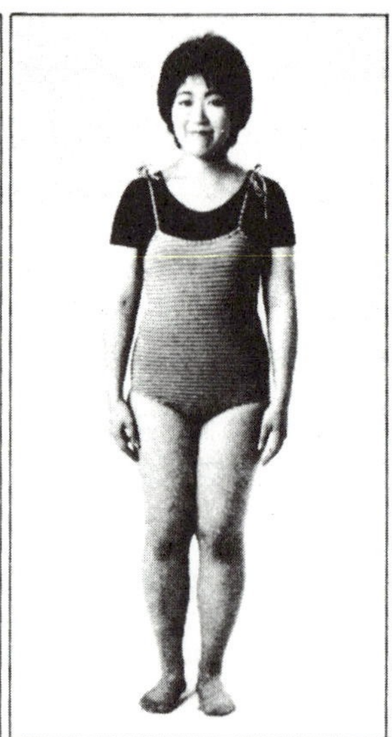
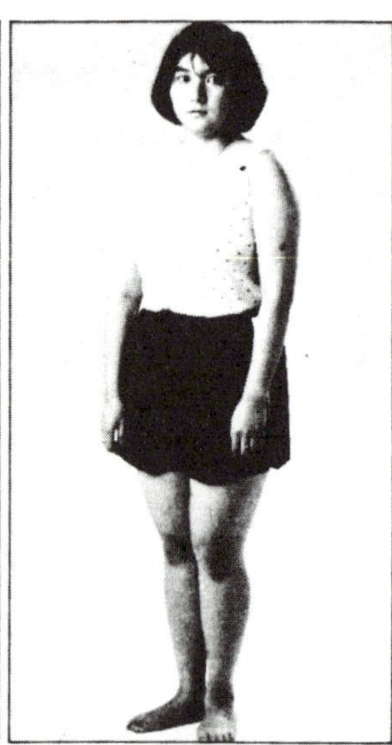

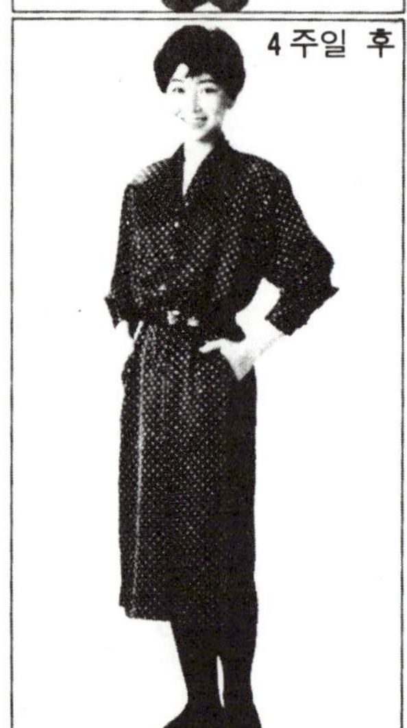

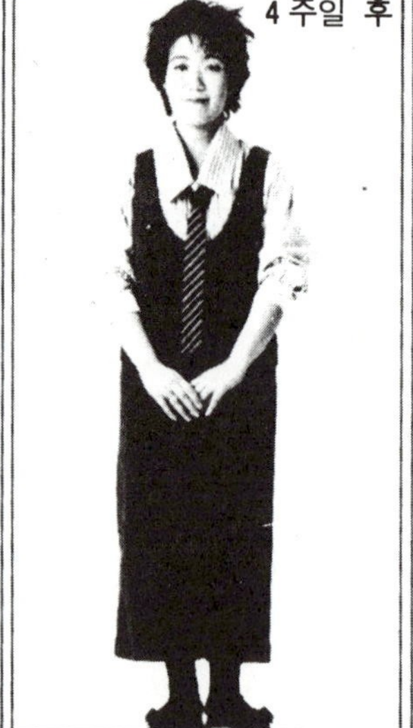

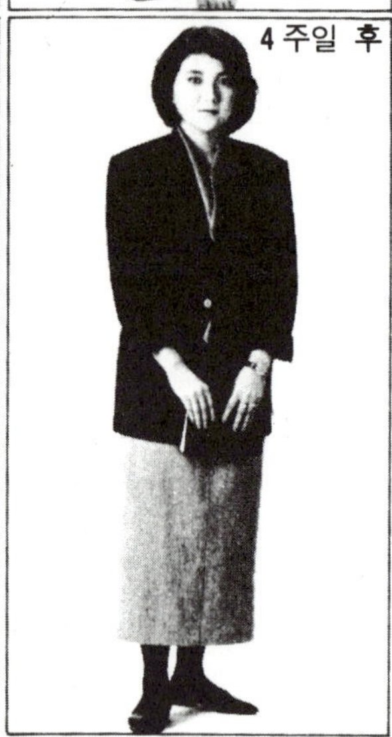

C 양	B 양	A 양
신장 : 166㎝	신장 : 154㎝	신장 : 162㎝
체중 : 55.8㎏→54.6㎏ (−1.2㎏)	체중 : 58.8㎏→56.8㎏ (−2.0㎏)	체중 : 65.1㎏→62.5㎏ (−2.6㎏)
B : 79.5㎝ → 79㎝	B : 83㎝→81㎝	B : 93㎝→92㎝
W : 59㎝ → 58.5㎝	W : 71㎝→68㎝	W : 75㎝→71.5㎝
H : 92㎝ → 89㎝	H : 97㎝→92㎝	H : 98.5㎝→94.5㎝
허벅지 : 54㎝ → 51㎝	허벅지 : 57㎝→53㎝	허벅지 : 60㎝→56㎝
체지방 : 1.0㎏ 줄음	체지방 : 1.8㎏ 줄음	체지방 : 4.9㎏ 줄음

1 먹으면서 마르는 요령

하루 한 끼는 마음껏 먹는다

지금부터 소개하는 식사는 소위 다이어트는 아니다.

식사의 제한은 어디까지나 운동의 효과를 높이는 데에 있다. 중요한 것은 ① 근육을 만들기 위해 필요한 영양소를 확보하고, ② 식생활에서 낭비를 없애며, 여분의 칼로리를 줄이는 일이다.

여분의 칼로리를 줄인다고는 하지만, 하루에 몇 칼로리라고 하는 것과 같은 엄격한 제한을 할 필요는 없다. 자신의 식생활을 돌아봐서 간식이 많으면 그것을 줄이고, 아침, 점심, 저녁의 식사를 충실하게 하는 정도의 일로 충분하다. 이것이라면 무리없이 계속할 수 있다는 식생활을 자신이 만들어내는 것이 가장 중요한 일이다.

그런 다음에 1일 3회의 식사에 이제부터 말하는 ① 해방의 식사 ② 간 단한 식사 ③ 사모다이어트식이라는 세 가지의 패턴을 적용시키도록 하자.

① 해방의 식사

하루 한 끼는 좋아하는 것을 좋아하는 만큼 먹도록 한다. 감량을 성공시키기 위해서는 하루 종일 감량을 의식하기 보다는 어딘가에서 한숨을 돌리는 일이 절대로 필요한 것이다. 다행히 여기에서 소개하는 감량법에서는 충분히 운동을 실시하기 때문에 어느 정도 많이 먹더라도 그 만큼 운동을 하게 하면 문제가 없다. 세끼 식사의 어딘가에 해방(解放)의 식사를 둘지는 자신의 리듬에 비추어 자유로이 결정하도록 한다. 타인과의 교제나 가족의 단란 등을 생각하면 저녁식사에 행하는 것이 좋을지도 모른다. 저녁식사에서 고기와 생선 등의 양질의 단백을 섭취하는 것은 근육을 만드는데 있어서도 이상적인 타이밍이다.

② 간단한 식사

공복을 억제할 정도의 간단한 식사를 말한다. 하루에 필요한 영양소는 해방의 식사와 여기에서 말하는 사모다이어트식으로 확보할 수 있으므로 칼로리를 억제한다는 기분으로 가볍게 마칠 생각을 하라.

간단한 식사를 어디에 둘 것인가는 운동을 언제 하는가로 결정된다. 운동시간은 ① 매일 정해진 시간을 확보할 수 있을 것, ② 운동 후, 목욕과 샤워로 땀을 씻어낼 수 있을 것을 조건으로 정한다.

다음 표와 같이 ① 아침식사 전, ② 점심식사 전, ③ 저녁식사 전, ④ 저녁식사 후 2시간 정도 경과하고 나서라는 4가지의 패턴이 있다고 생각한다. 어디에서 운동을 하는 가는 자신의 생활 리듬을 고려해서 판단하라.

간단한 식사는 운동을 행한 뒤의 식사에 안성맞춤이다. 운동 후 배가 고파서 참을 수 없는 사람은 간단한 식사로 칼로리를 돌려도 괜찮을 것이다.

다이어트는 일생 동안 계속할 수 있는가 어떤가를 기준으로 하고, 절대 무리하지 않는다.

● 사모다이어트식 만드는 법 ●

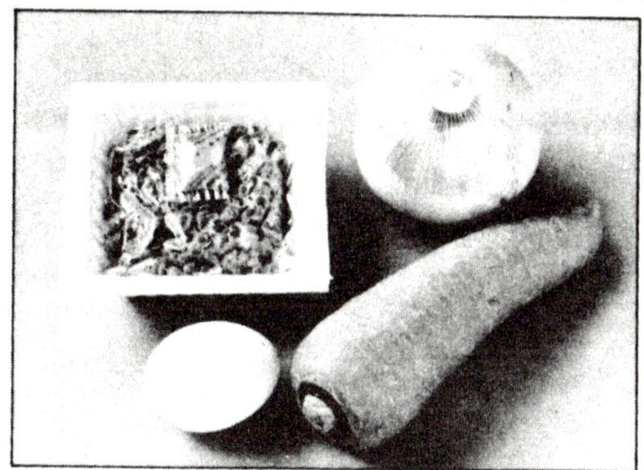

재료
당근 1/4을 얇게 썰고, 양파를
1/3개를 얇게 슬라이스한다. 삶은
콩 반은 고추도 곁들이고 계란
1개는 쪼개 넣는다.

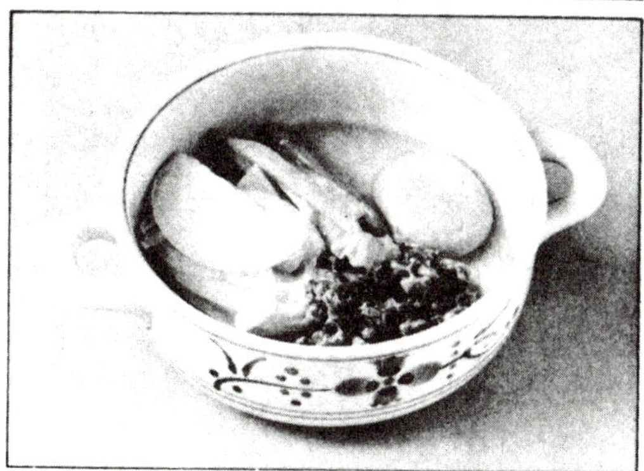

만드는 법
재료를 모두 그릇에 넣고 부글부글
끓어오른 뜨거운 물을 붓는다.
조미는 기호에 따라 소금,후추 등으로

● 생활 리듬으로 정하는 식사의 4가지 유형 ●

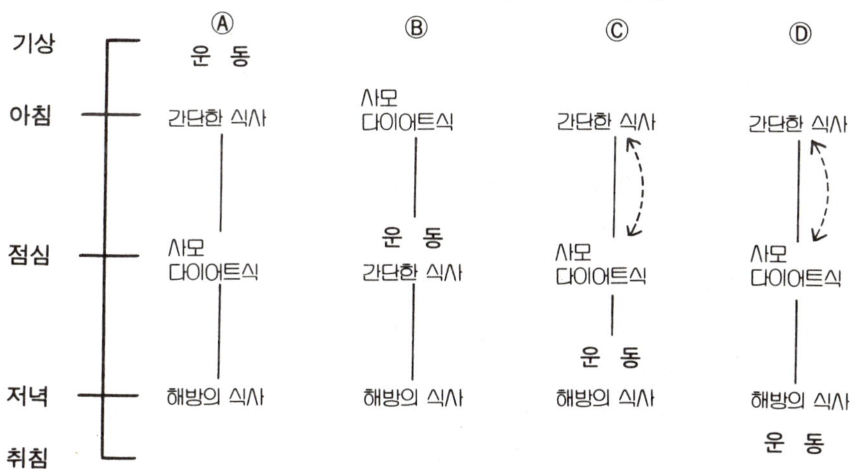

※ C와 D 의 패턴은 사모다이어트식과 간단한 식사를 바꿔 넣어도 상관없다.
　 A와 B는 해방의 식사를 줄이고 간단한 식사를 늘려도 좋다.

2 먹으면서 마르는 요령

몸을 따뜻하게 해서 마르는 특별 요리

해방의 식사, 간단한 식사와 병행해서 식사의 요점이 되는 것은 사모다이어트식이다. 해방의 식사와 간단한 식사를 어디에 둘 것인가가 정해지면 나머지의 1식은 사모다이어트를 한다.

사모다이어트식은 ① 낭비없이 필요한 칼로리를 확보하고, ② 운동의 효과를 높이는 식사로 고안된 것이다.

우선, 그 만드는 법부터 설명하겠다. ① 재료는 계란 1개, 양파 1/3개, 당근 1/4개, 삶은 콩 반이다.

② 양파는 얇게 썰고, 당근은 얇게 슬라이스한다.

③ ②의 재료를 적당한 그릇에 넣고 계란을 깨어 넣는다. 삶은 콩은 미리 고추와 섞은 것을 넣는다.

④ 이상의 재료에 뜨거운 물을 듬뿍 끼얹고, 스프식으로 해서 소금, 후추 등으로 적당히 간을 맞춘다. 양념은 된장 브이욘(고기·야채를 향신료와 함께 끓여 낸 국물—역주) 혹은 시판되고 있는 스프 등이라도 상관없다.

이것을 반드시 뜨거울 때에 후후 불면서 먹는다. 왜냐하면 사모다이어트식은 몸을 따뜻하게 하여 체온을 높힐 목적으로 먹기 때문이다.

사모다이어트식의 재료 중에서 당근과 양파에는 몸을 자극해서 따뜻하게 해주는 성질이 있다. 게다가 뜨거운 물을 부었으므로 다 먹고 날 쯤에는 몸에 땀이 날 정도로 뜨거워지기 시작할 것이다. 이 땀이 감량의 포인트이다. 운동을 했을 때와 마찬가지로 체온이 상승하고, 또 땀을 흘리기 때문에 에네르기도 운동할 때와 마찬가지로 사용되는 것이다.

계란과 삶은 콩은 양질의 단백질과 비타민의 보급원이기도 하다. 그런 만큼 사모다이어트식은 필요한 영양을 섭취하면서 에네르기를 소비하는 감량에는 안성맞춤의 요리인 것이다.

체험자로부터 한 마디

세 사람 모두 '쉐이프 업(shape up)파'이므로 본래 식사요법이 필요하진 않지만, 독신생활로 흐뜨러진 식생활을 바로 잡기 위하여 식사요법을 도입했다.

B양의 과제는, 인스턴트 식품에 젖어 있는 생활로부터 탈피하는 일."그런 날은 적은 듯하지만, 보통은 맥주도 마시고, 자주 먹는다. 해방의 식사가 있으므로 공복도 없고, 기분도 즐겁다."

A양은 삶은 콩과 양파가 아주 싫다. 사모다이어트식을 극복하기 위해서 "양파는 되도록 얇게 썰고, 삶은 콩 대신에 두부로 대용했다"고 한다.

C양은 단맛을 억제한, 손으로 만든 과자를 간식으로 했다. 3사람 모두 아직 더 먹어도 괜찮다는 것이 전문가의 충고이다.

얇게 썬 당근, 양파에 계란, 삶은 콩을 더해서 열탕을 붓고 뜨거울 때에 먹는다.

몸을 움직여서 마른다 (제1주 ~ 제2주)

유연 체조로 충분히 땀을 흘린다

드디어 운동의 개시이다.

자신의 생활리듬을 생각해 언제라면 운동할 시간에 맞출 수가 있는가, 또 그 시간이라면 운동을 한 후에 샤워나 목욕을 하고 땀을 씻어낼 수가 있는가 — 하는 이 2가지 점을 고려해서 시간대를 정하도록 하자.

간단한 일같지만 실은 이 운동시간을 어디에 확보하는가가 감량을 성공시키는 포인트가 된다. 그러므로 오래 갈 수 있는 시간대를 신중하게 선택해야 한다. 그리고 일단 시간대를 정했으면 그것을 자기 생활 리듬의 일부로 삼고 무너뜨리지 않으려는 노력을 하는 것이 중요하다.

시간대가 정해지면 다음은 운동의 내용이다. 이제까지 운동을 하지 않았던 사람이 갑자기 심한 운동을 행하는 것은 무리한 이야기이다. 운동은 3단계로 나누어 행한다. 제1단계는 몸을 익숙하게 하기 위한 준비기간으로 유연체조를 2주일 동안 행하는 것이다.

유연체조는 매일 30분 간 행한다. 운동의 내용은 자기류(自己流)로 해도 상관없지만 ① 주(主)는 몸의 관절을 활발하게 움직일 것, ② 운동을 시작했으면 30분 간 쉬지 않고 계속해서 땀을 흘리는 것이 포인트이다. 팔꿈치의 굴신운동에 지치면 막간에 손목 운동을 하면서 쉰다는 식으로 반드시 어딘가를 움직이게 하고 있도록 한다. 그것이 에네르기를 소비하는 요령인 것이다.

참고 삼아 여기에서는 유연체조의 일례를 들어 두겠다.

① 손목·발목·목 운동

운동은 몸의 말단부부터 시작해서 몸의 중심을 향해 행한다. 처음엔 손가락 운동과 목의 운동부터 시작하자. 다음에 손목과 발목 운동을 한다. 어느 것이든 간단한 운동이지만 천천히, 그리고 정중하게 행하는 것이 요령이다.

② 팔·무릎 관절의 운동

어깨, 팔꿈치, 무릎의 관절을 움직이는 운동이다. 굴신운동(屈伸運動)을 중심으로 지칠 때까지 행한다.

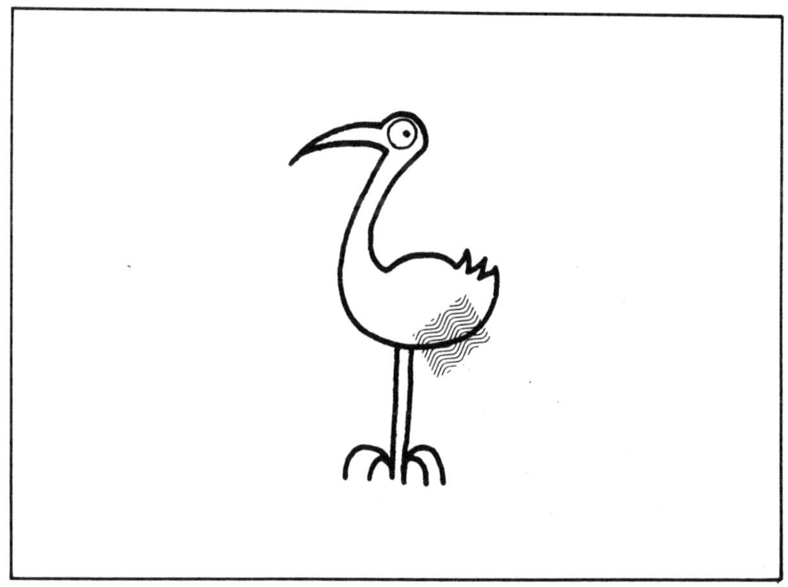

③ 다리와 허벅지 관절의 운동

다리와 허벅지 관절은 보통 충분히 펼 기회가 없기 때문에 단단히 운동을 한다.

④ 몸줄기부(체간부 ; 體幹部)의 운동

몸의 앞뒤 굽히기 운동, 측굴(側屈) 운동, 회선(回旋) 운동, 비틀기 운동 등이다. 같은 운동이라도 앉은 자세로 행하는가, 선 자세로 행하는가 또는 다리의 간격은 어떻게 하는가에 따라 효과가 다르므로 스스로 여러 가지로 궁리한다.

이상과 같은 운동을 자기 나름대로 궁리하고, 한 가지 코스를 30분 반복한다. 그후, 목욕과 샤워로 땀을 씻어내면 끝이다. 1주일 정도 하면 피로감도 없어지고, 몸이 가벼운 등의 자각이 나올 것이다.

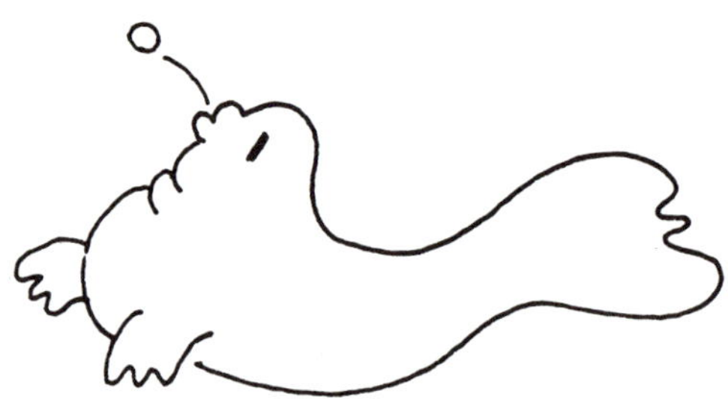

유연체조는 1일 30분 간 쉼없이 땀을 듬뿍 흘리고, 샤워로 씻어낸다.

●① 몸을 유연하게 하는 체조 ●

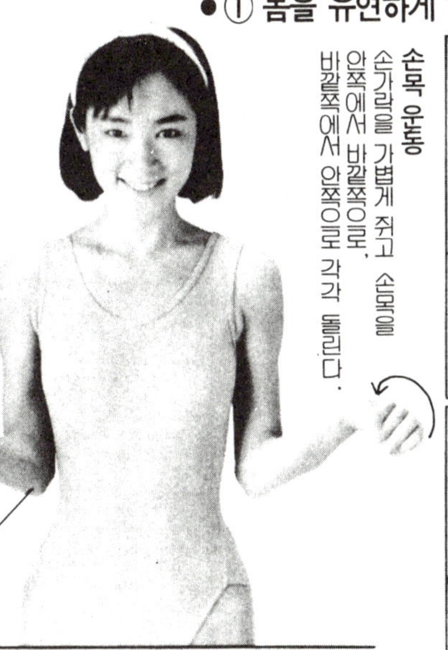

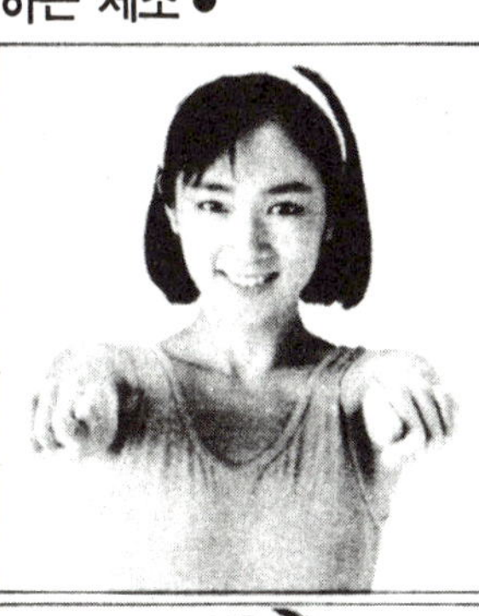

손가락 운동
팔을 앞으로 내밀고 손을 세게 쥔다. 다음에 손가락을 되도록 커다랗게

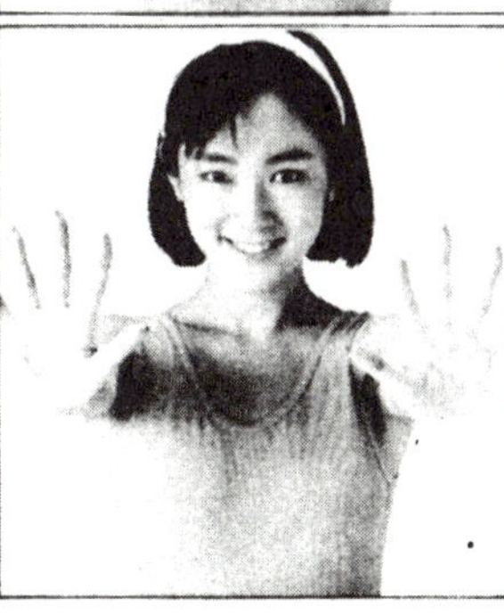
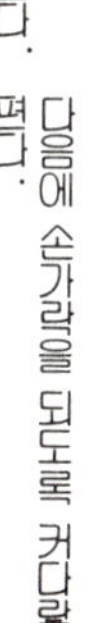
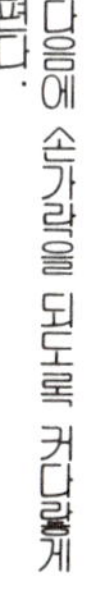

편다.

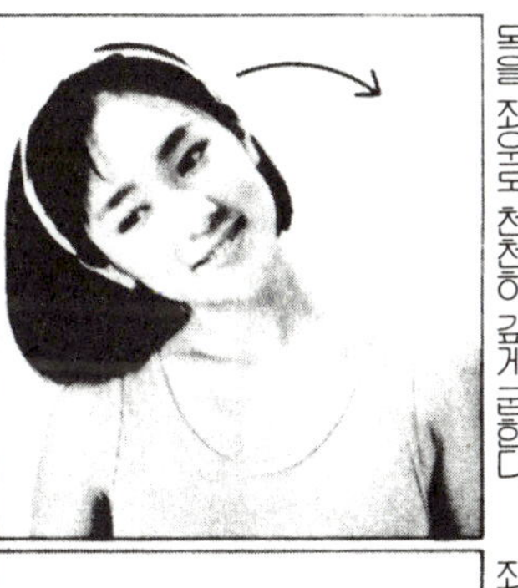
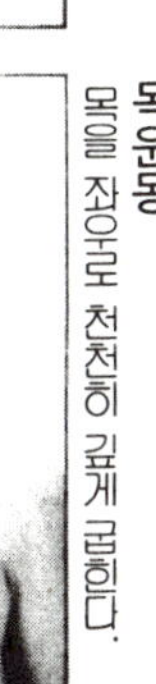

목운동
목을 좌우로 천천히 깊게 굽힌다.

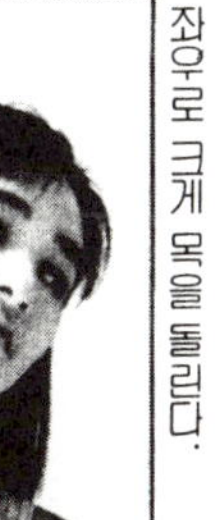

좌우로 크게 목을 돌린다.

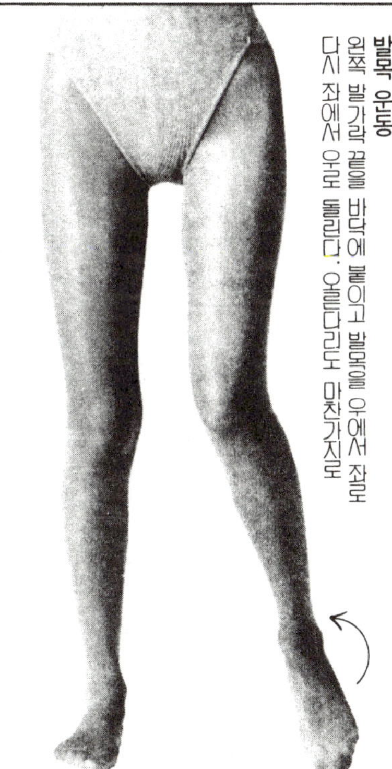

손목 운동
손가락을 가볍게 쥐고 손목을 안쪽에서 바깥쪽으로, 바깥쪽에서 안쪽으로 각각 돌린다.

팔꿈치는 움직이지 않는다.

발목 운동
왼쪽 발가락 끝을 바닥에 붙이고 발목을 우에서 좌로 다시 좌에서 우로 돌린다. 오른다리도 마찬가지로

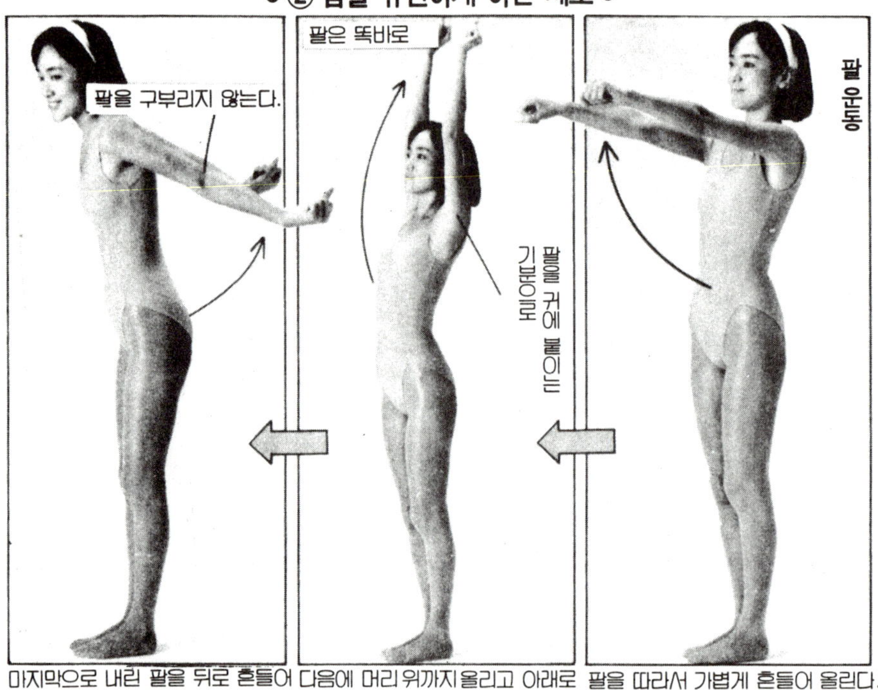

마지막으로 내린 팔을 뒤로 흔들어 올린다.

다음에 머리 위까지 올리고 아래로 내린다.

팔을 따라서 가볍게 흔들어 올린다. 처음에는 어깨 높이까지 올리고 자연스럽게 내린다.

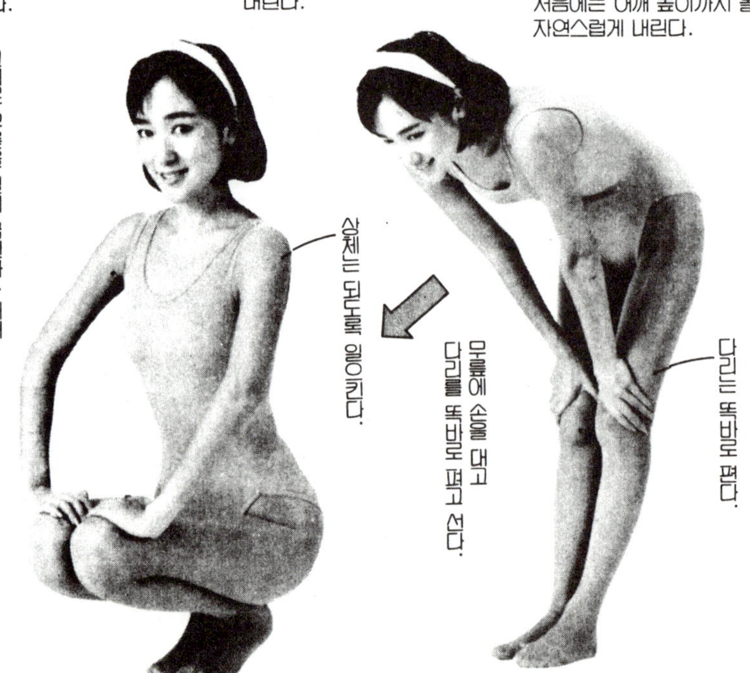

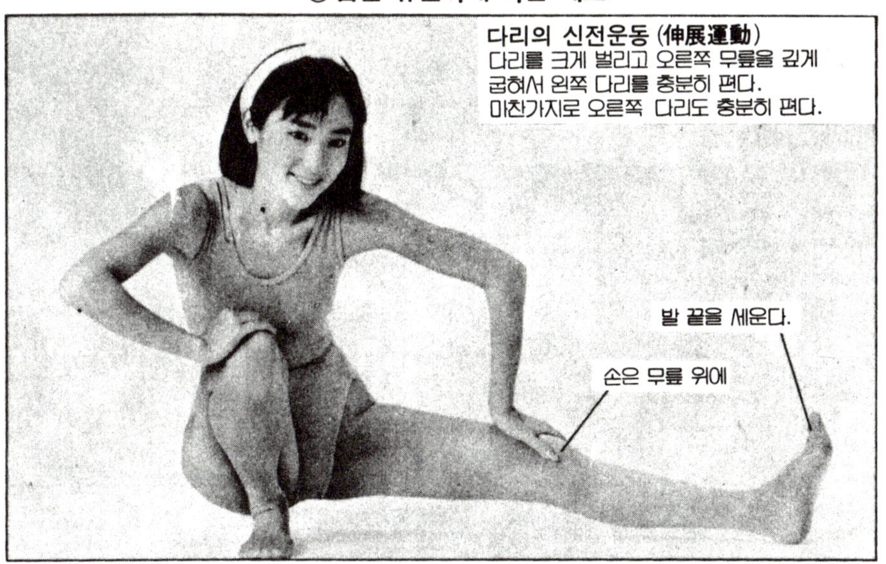
다리의 신전운동 (伸展運動)
다리를 크게 벌리고 오른쪽 무릎을 깊게
굽혀서 왼쪽 다리를 충분히 편다.
마찬가지로 오른쪽 다리도 충분히 편다.
발 끝을 세운다.
손은 무릎 위에

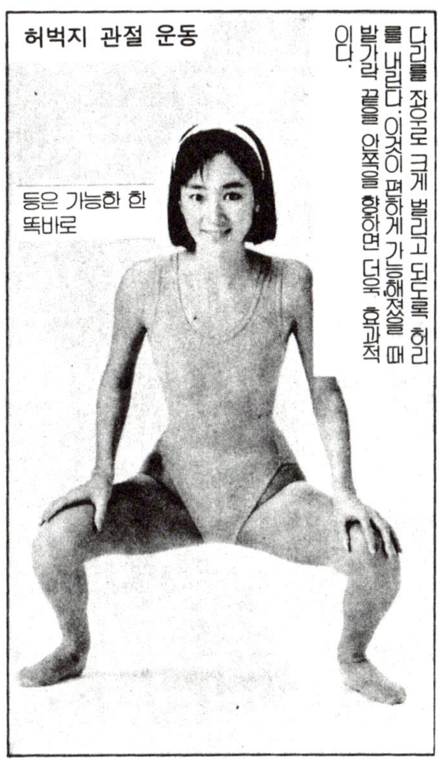
허벅지 관절 운동
등은 가능한 한 똑바로
다리를 잡으로 크게 벌리고 되도록 허리를 내린다. 이것이 편하게 가능해졌을 때 발가락 끝을 안쪽을 향하면 더욱 효과적이다.

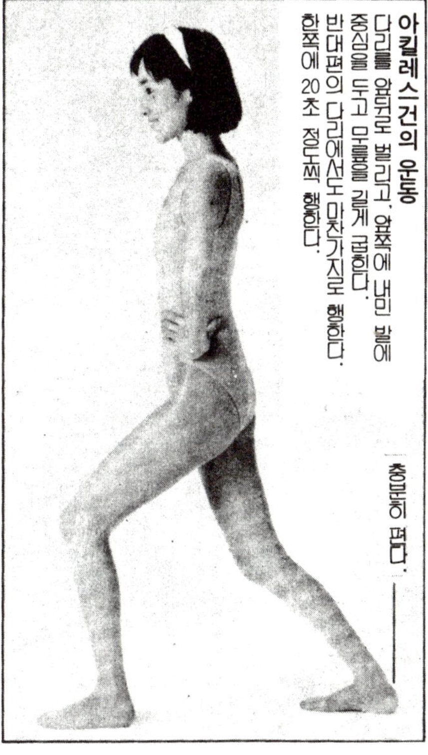
아킬레스건의 운동
다리를 앞뒤로 벌리고, 앞쪽에 내민 발에 중심을 두고 무릎을 길게 굽힌다. 반대편의 다리에서도 마찬가지로 행한다. 한쪽에 20초 정도록 행한다.
충분히 편다.

●④몸을 유연하게 하는 체조●

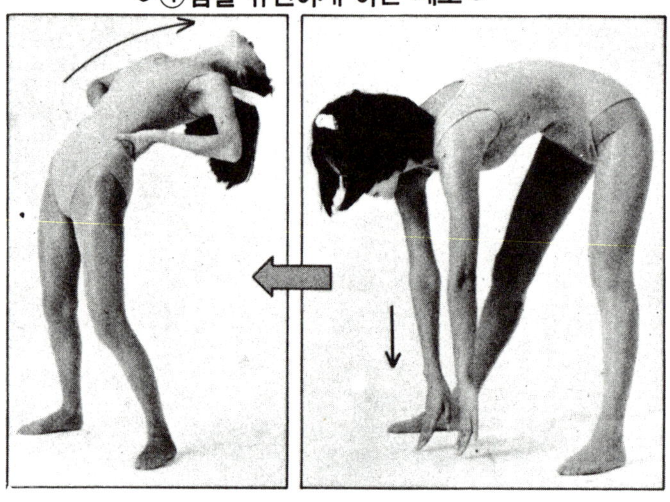

몸 앞뒤 굽히기 운동

다리를 어깨폭으로 벌리고 팔과 다리를 똑바로 편 채 손가락 끝이 바닥에 닿도록 상체를 굽힌다.

다음에 뒤를 보듯이 상체를 뒤쪽으로 젖힌다.

몸 옆으로·굽히기 운동

다리는 어깨폭으로 벌리고, 왼손을 똑바로 위로 올린다. 그대로 몸을 마음껏 오른쪽으로 기울인다. 왼쪽의 근육을 충분히 펼쳤으면 이번에는 반대쪽에서 운동을 실시한다.

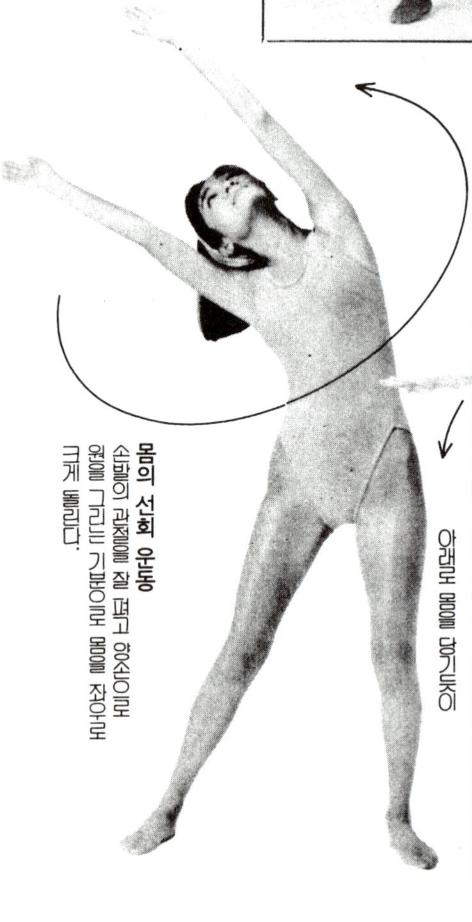

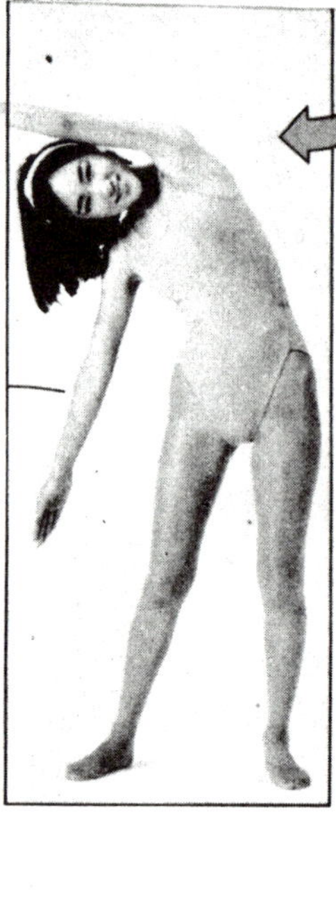

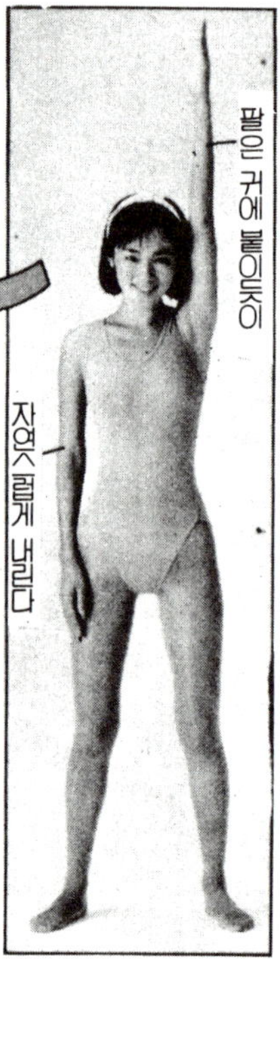

몸의 선회 운동

손발의 관절을 잘 펴고 양손으로 원을 그리는 기분으로 몸을 좌우로 크게 돌린다.

●⑤ 몸을 유연하게 하는 체조 ●

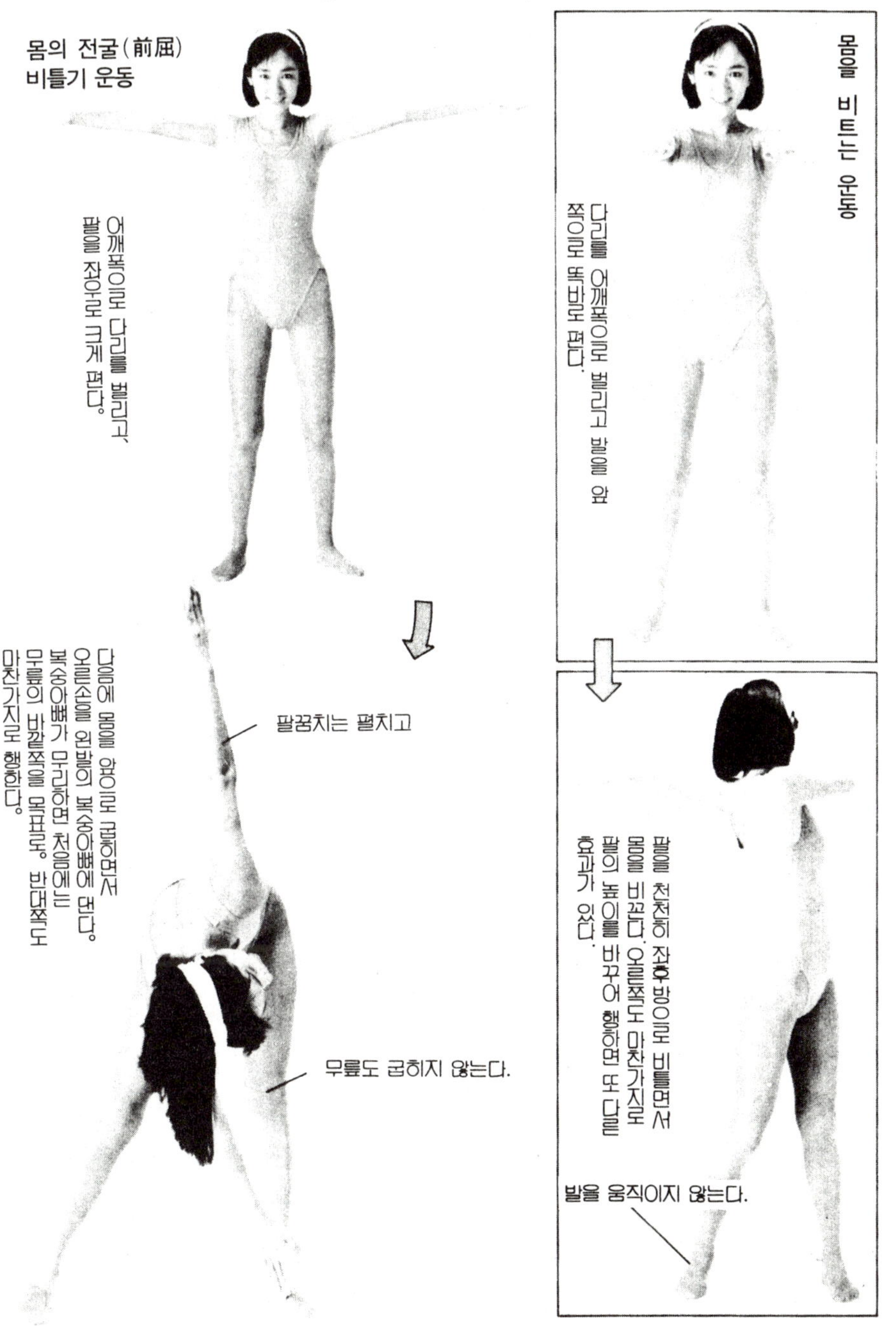

근육을 원기있게 하여 지방을 뺀다

운동의 제1단계가 종료할 즈음에는 몸이 가벼운 계단 오르내리기가 낙이 되었다는 등, 스스로도 근육이 생겼구나 하는 자각이 생길 것이다. 동시에 체중도 조금씩 떨어지기 시작한다.

여기에서 단번에 체중의 감소를 도모하는 것이 제2단계이다. 제2단계에서는 근육을 강하게 하며, 지방과 근육을 바꾸는 것이 목표가 된다.

이 시기, 즉 4~5주째 무렵이 되면 일시적으로 체중이 줄지 않는 시기가 있을 것이다. 그러나 오히려 그렇게 되면 자기 뜻대로 된 것이다. 지방이 연소하는 양과 근육이 만들어지는 양으로 프러스 마이너스 제로가 되며, 체중계의 바늘은 움직이지 않지만 지방의 양은 확실히 줄어 있기 때문이다.

이 시기를 넘기면 근육이 늘은 만큼 몸의 기초 대사량이 늘기 시작한다. 기초 대사량이라는 것은 몸이 소비하는 기본적인 에네르기의 양을 말하는 것이므로 근육이 늘면 전과 마찬가지의 운동을 하더라도 몸이 소비하는 에네르기가 많아진다. 즉, 지방이 연소하기 쉬운 몸으로 바뀌는 셈이므로 체중이 가속도적으로 감소해 가는 것이다.

체중의 '교착 상태'가 긴 만큼, 근육이 잘 만들어지고 있다는 증거이므로 나중의 체중 감소를 낙으로 삼고, 운동에 전념하자. 제2단계를 종료할 무렵까지는 체중을 5~7kg 줄이는 것도 결코 무리는 아니다. '쉐이프 업(Shape up)파'인 사람은 허리와 히프, 다리 등이 놀랄 만큼 단단해진다.

이 단계에서 행할 운동은 근육의 강화를 목적으로 한 것이다. 다음의 예를 참고로 자기류의 근육 강화법을 고안하도록 한다. ① 우선, 제1단계에서 행한 유연체조를 준비체조 대신으로 행한다. 몸을 유연하게 하는 것이 목적이므로 1세트 행하면 충분하다고 생각한다.

② 복근운동은 윗몸 일으키기와 다리를 올리는 운동이 중심이다.

③ 다리 근육의 단련에는 다리를 50cm 정도 벌리고, 팔은 전방으로 올려서 행하는 굴신운동을 반복하는 것이 가장 효과적이다. 한 다리 굴신도 좋을 것이다.

④ 팔 근육의 강화에는 팔을 세워 엎드리기를 행한다. 3kg, 5kg, 7kg의 쇠아령을 준비하고, 점점 무게를 더해가면서 팔의 굴신운동을 해도 효과적이다. 쇠아령은 굴신운동과 윗몸 일으키기에 이용해도 효과가 오른다.

이상의 운동을 30분 간 반복해서 순서대로 행하며, 마지막으로 사용한 근육을 가볍게 주먹으로 두드리고, 땀을 씻어내면 된다.

익숙해지면 운동량을 조금씩 늘린다.

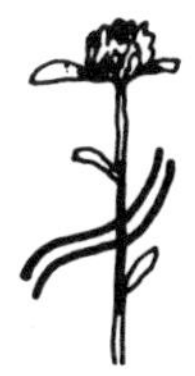

체중감소가 일시 중단되는 것은 오히려 좋은 경향. 그 후, 한꺼번에 줄기 시작한다.

●복근을 강하게 하는 체조●

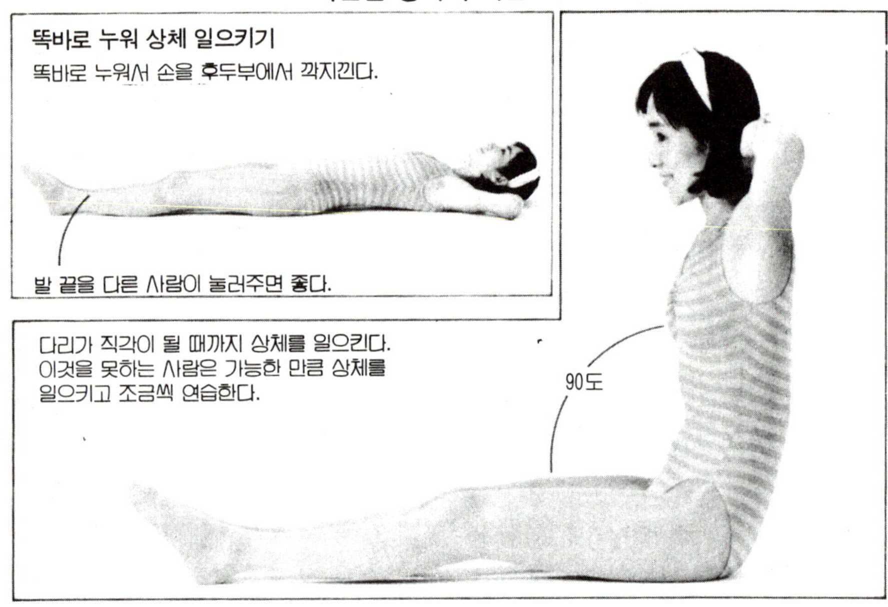

똑바로 누워 상체 일으키기

똑바로 누워서 손을 후두부에서 깍지낀다.

발 끝을 다른 사람이 눌러주면 좋다.

다리가 직각이 될 때까지 상체를 일으킨다.
이것을 못하는 사람은 가능한 만큼 상체를
일으키고 조금씩 연습한다.

V자 밸런스

똑바로 누워서 손을
머리 위에 뻗는다.

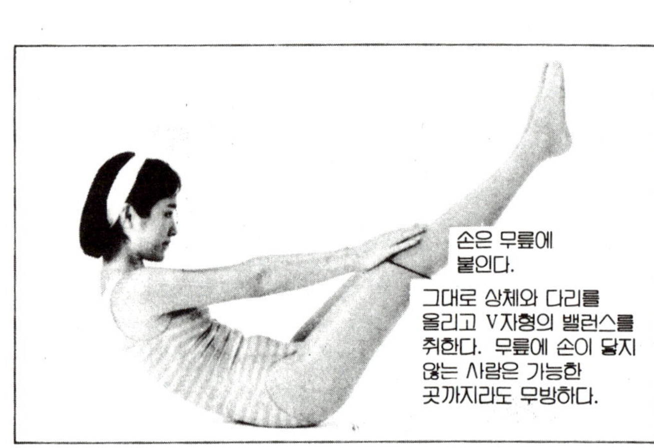

●복근과 다리의 근육을 강하게 하는 체조●

다리 교차 비틀기
(복근을 강하게 한다)
똑바로 누워서 팔을 좌우로
펴고, 왼발을 바닥에 수직으로
올린다.

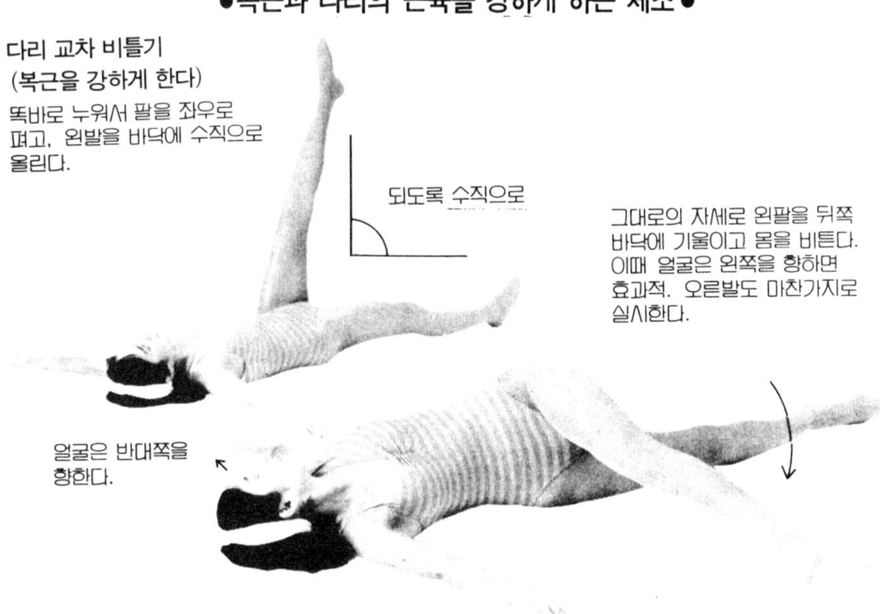

그대로의 자세로 왼팔을 뒤쪽
바닥에 기울이고 몸을 비튼다.
이때 얼굴은 왼쪽을 향하면
효과적. 오른발도 마찬가지로
실시한다.

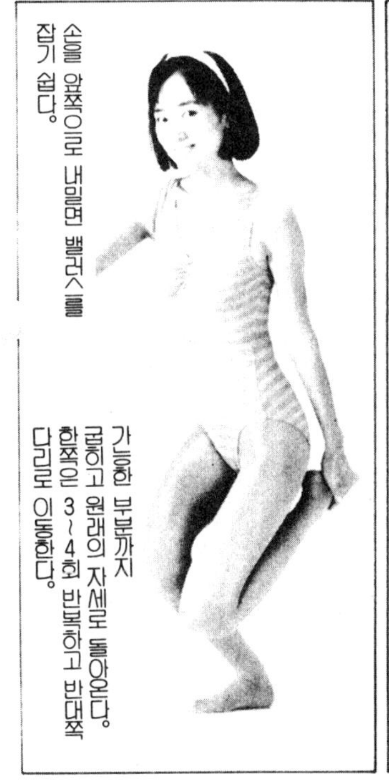

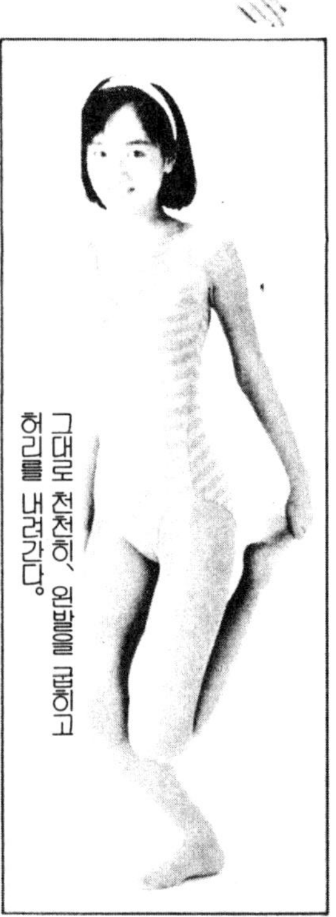

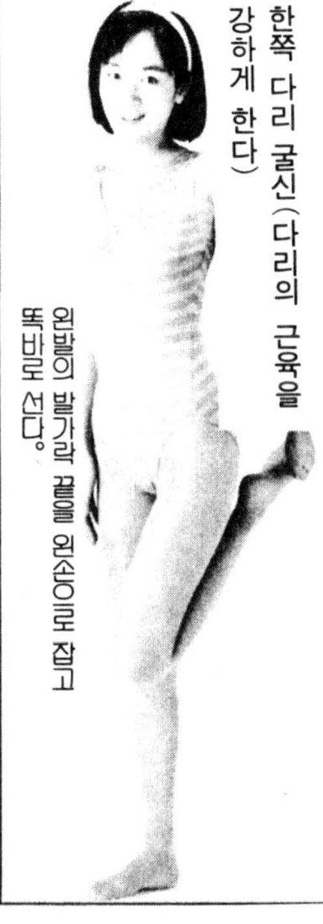

●팔과 복근, 등근을 강하게 하는 체조●

팔굽혀 엎드리기(팔의 근육, 복근, 등근을 강하게 한다)

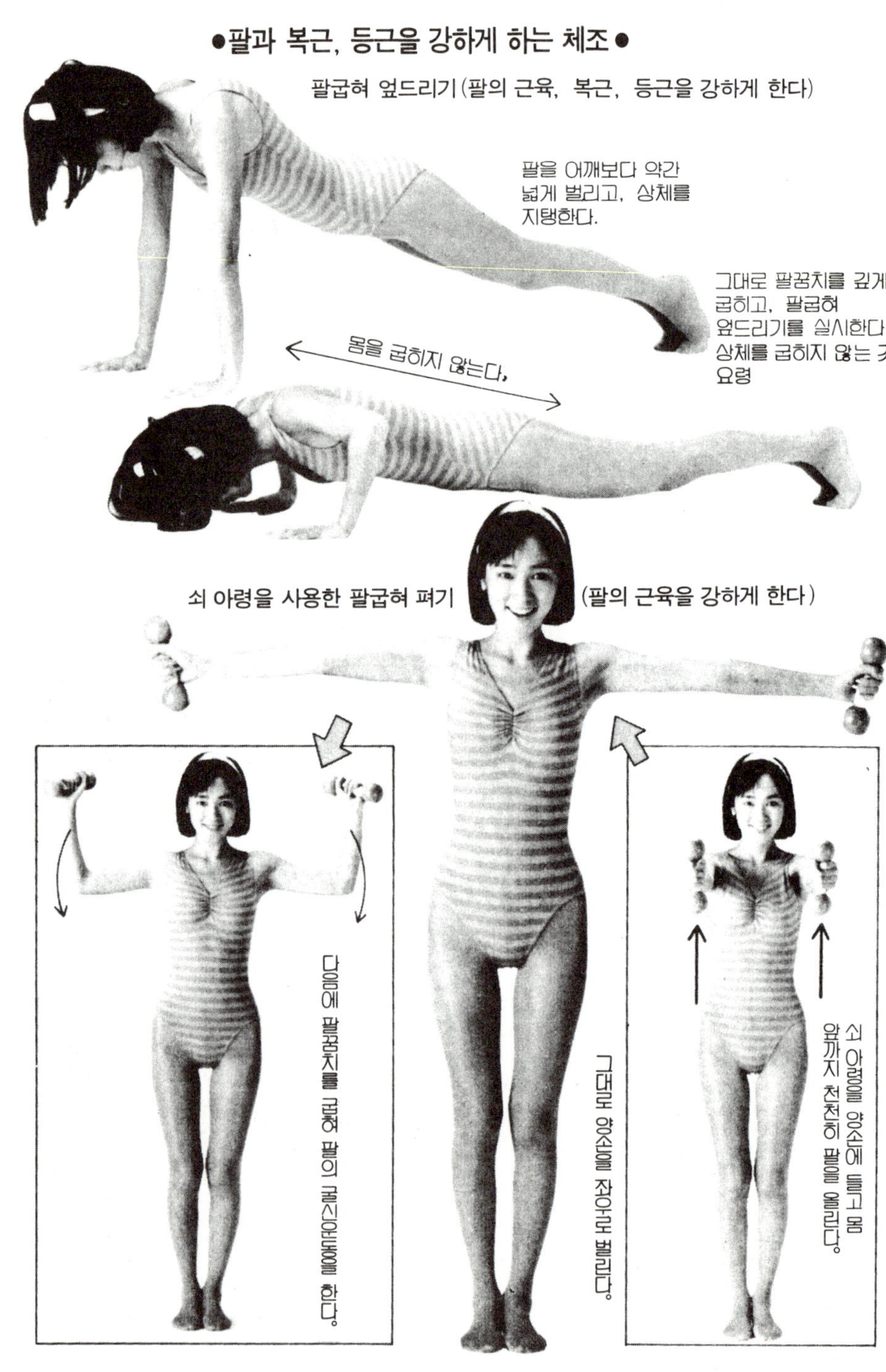

3 몸을 움직여서 마른다(제7주 이후)

지구력을 붙여서
지방을 연소시킨다

제2단계를 통과한 당신은 이미 체중이 상당히 감소하고, 전신의 사이즈도 줄었을 것이다. 거기에서 이번에는 각자에게 맞는 이상체중을 목표로 하고, 이제 옥외에서의 운동으로 들어간다.

그렇다고 해도 원래의 체중과 프로포션에 대해서는 아직 나가고 싶지 않은 사람도 있을 것이다. 이러한 경주는 초조해하지 말고 조금 더 제2단계의 운동을 계속하며, 프로포션을 정비하고 나서라도 늦지는 않다. 차라리 옥외의 운동이 부끄러워 오래 가지 못할 바에는 자신이 붙을 때까지 방 안에서 프로포션을 정비해 두는 편이 좋을 것이다.

그러나 그 경우는 운동량을 늘릴 필요가 있다. 1일 1회의 운동을 1일 2회로 하라. 이렇게 하면 지방이 더욱 감소하고, 근육이 강해져서 점점 몸이 단단히 조여지기 시작할 것이다.

여기까지 왔으면 마음먹은 대로 된 것이다. 자기 나름대로 자신감이 붙고, 옷 입기를 즐길 정도의 여유가 생겨난다면 집 밖에서의 운동으로 들어가자.

옥외에서 행하는 것은 심폐기능(心肺機能)을 높이는 운동이다. 지구력을 필요로 하는 운동을 행하고, 지방을 효율좋게 연소시키면서 심장과 폐를 강화한다.

구체적으로 말하면, 조깅과 수영이 좋을 것이다.

조깅은 다음과 같은 단계를 거쳐 거리를 차차 연장해 간다.

① 조깅을 시작하기 전과 후에는 반드시 전신의 유연체조를 충분히 행한다.

② 처음에는 가볍게 달리다 괴로워지면 심장이 안정될 때까지 걷는다. 이것을 반복하면서 땀이 나는 부분에서 원래의 지점으로 되돌아간다.

③ 이것을 반복하고 있으면 이윽고 걷는 횟수가 줄고, 땀을 흘리기까지의 시간도 길어지며, 실질적으로 달리는 거리가 늘어나기 시작한다.

④ 달리는 거리는 익숙해지더라도 3일 단위로 늘리도록 한다. 1일째는 걷기 시작한 곳에서 마찬가지로 걷고, 똑같은 곳에서 달린다. 그리고 4일째는 가능한 곳까지 달리고, 걷는 거리를 줄인다.

⑤ 이렇게 해서 3일마다 200 m 정도씩 달리는 거리를 연장해 가면 이윽고 2km 정도를 달릴 수 있게 된다. 이후에 10km까지는 간단히 거리가 연장된다.

⑥ 조깅에 익숙해지면 자신에게 맞는 피로하지 않는 속도를 알 수 있으므로 그 속도를 엄수하라. 그리고 최종적으로는 20~40분간, 거리가 아니라 시간으로 달리는 일을 일과로 한다.

이것으로 당신의 이상 체중(理想體重)에 도달할 수 있을 것이다.

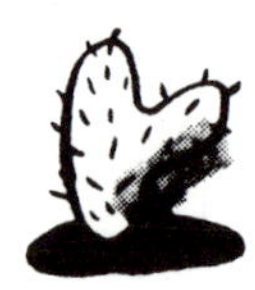

조깅은 무리를 하지 않는다. 땀을 흘린 지점에서 되돌아오고 서서히 거리를 연장한다.

●무리 없는 조깅 스케줄●

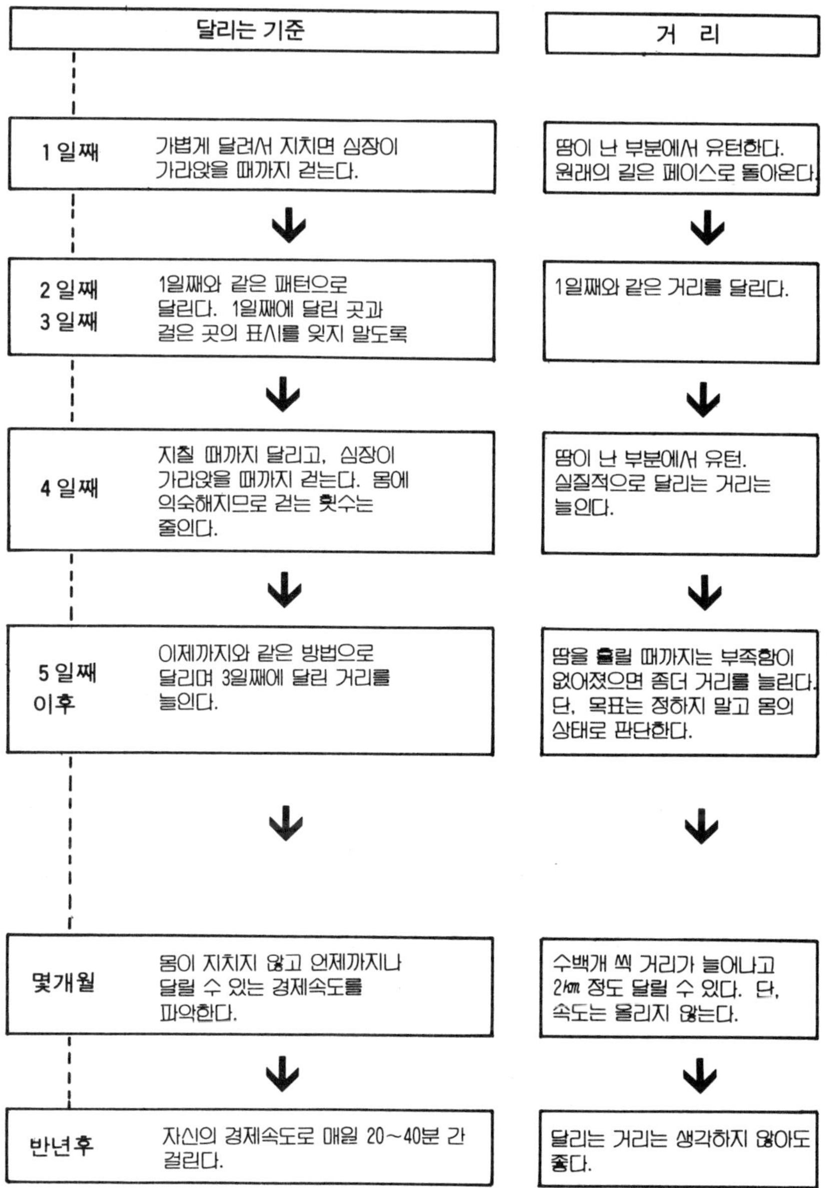

※ 조깅을 할 때는 다리를 지키기 위해 바닥이 두꺼운 조깅화를 착용할 것

 ## 비만증 치료와 군살빼는 요령

확실하게 마르기 위한 전스케줄

이야기를 정리하는 의미에서 여기에서 다시 한번 당신 자신의 이상 체중에 도달하기까지의 과정을 쫓아 보자.

① 식사하는 법

식사요법은 기본적으로 표준체중을 20% 이상 오버한 사람들이 행한다. 그러나 어디까지나 운동의 효과를 보조하는 것이 목적이므로 엄격한 칼로리 제한은 없다. 해방의 식사, 간단한 식사, 사모다이어트식을 아침, 점심, 저녁의 식사에 끼워 넣는다.

② 운동 – 제1단계(제1주~제2주)

본격적인 트레이닝을 개시하기 전의 준비기간이다. 아침 식사 전, 점심 식사 전, 저녁 식사 전과 식사 후 2시간쯤 경과하고 나서, 라는 4개의 시간대 중에서 자신의 생활에 맞추어서 30분 간, 운동시간을 확보한다. 유연체조로 시작하고 3일 정도는 몸의 마디마디가 아프겠지만, 1주일 후에는 몸의 컨디션이 안정되고, 2주일을 경과할 쯤에는 체중이 감소하기 시작한다.

③ 운동–제2단계(제3주~제6주)

여분의 지방을 연소시키고, 근육을 붙이기 위해서 4주일에 걸쳐서 근육의 단련을 행한다. 체중이 재미있게 감소하는 것도 이 기간이다. 일시적으로 체중 감소가 멈추는 시기가 있는데, 그것이 지나면 가속도적으로 체중이 떨어지며, 4주일 후에는 지방이 연소하기 쉽게 살찌기 어려운 몸이 된다.

④ 운동–제3단계(제7주 이후)

지속적으로 체중을 줄이고, 이상 체중에 도달하는 기간이다. 조깅과 수영을 행하며, 서서히 운동량을 늘려 간다.

여기에서 일정한 페이스로 운동을 계속하고 있으면 이윽고 체중이 안정된다. 이것이 당신의 이상체중이다. 이상체중은 사람에 따라 다르며, 표준체중과는 다르다는 것을 자각해 두기 바란다.

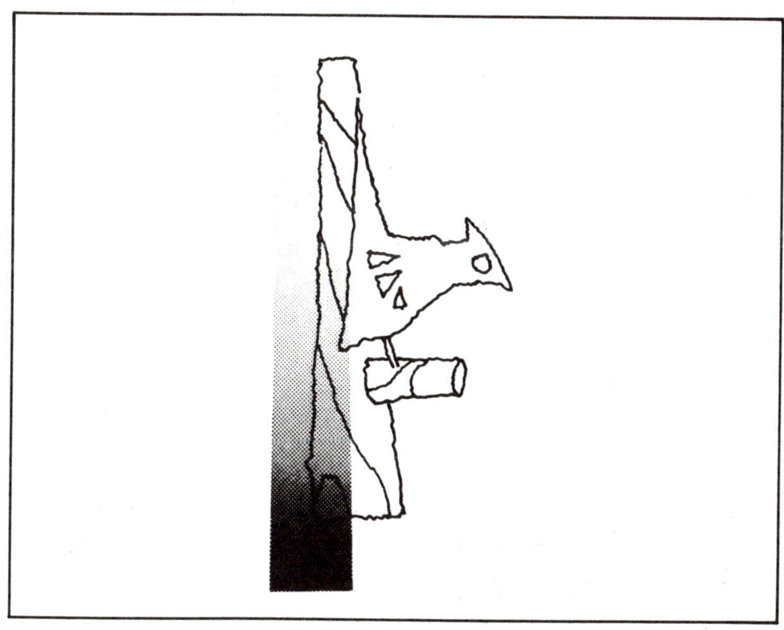

이상 체중의 유지

몇 개월의 노력으로 당신은 이상체중으로 나른함과 긴장감이 도는 프로포지션을 얻게 될 것이라고 여기에서 마음을 놓아서는 도로아미타불이다.

이제까지 소개한 감량법은 식사와 운동도 일생 동안 계속할 수 있는 것을 목적으로 하고 있다. 식사요법이 극히 느슨한 것도 운동을 생활리듬 속에 일과로 집어 넣는 것도 모두 장기간에 걸쳐서 지속하기 위해서이다. 당신은 수개월에 걸려서 살이 찌지 않는 생활리듬을 몸에 붙인 것이라고 생각한다.

이제부터는 여행길에도 조깅화를 지참하고, 비가 오는 날에는 제1, 제2단계의 운동으로 근육 단련을 하자. 그렇게 하면 일생 비관과는 멀어질 것이며, 언제까지나 젊고 젊은 탄력있는 몸을 유지할 수가 있다.

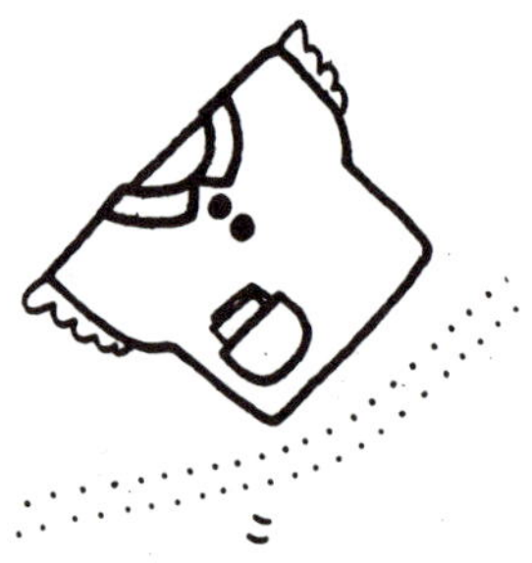

평생 계속해서 행할 수 있도록 식사제한과 운동을 가능하면 여유있게 짤 것.

●날씬해지기 위한 전 스케줄●

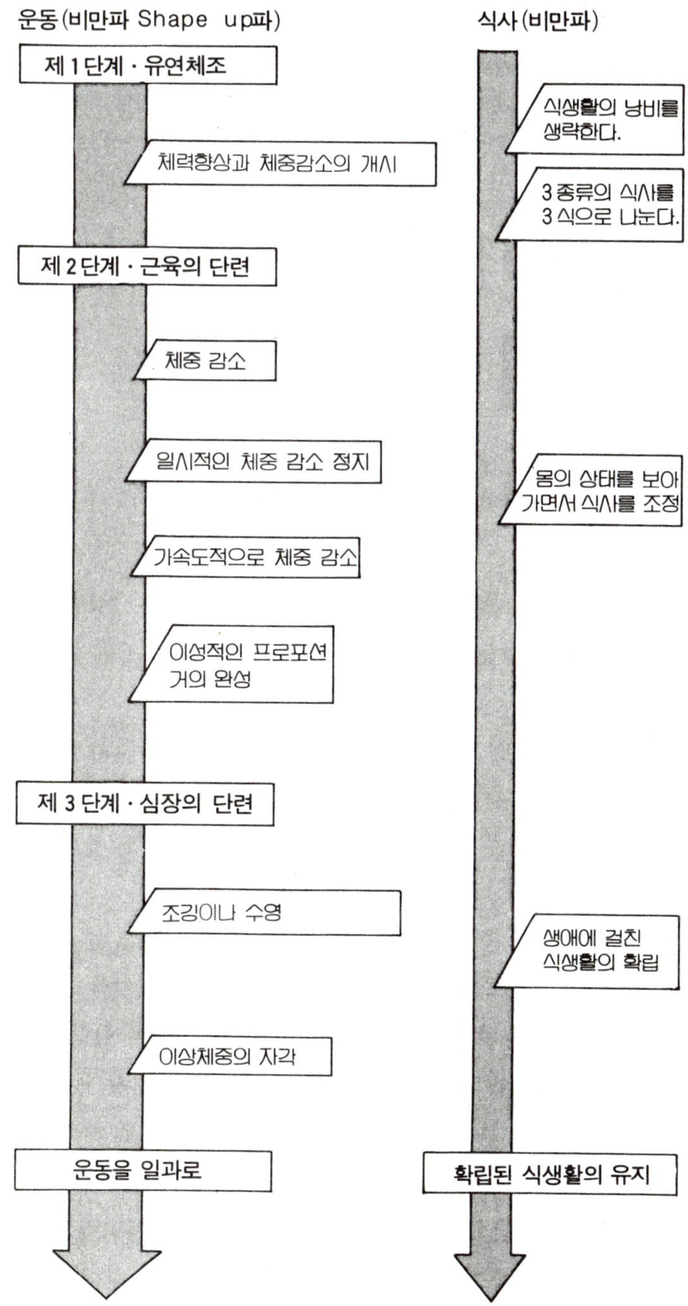

완전도해·지방이 붙기 쉬운 곳은 여기와 여기

"요즘 아무래도 배가 나온 것같다"라든가 "얼굴이 약간 둥글어 졌다"라고 하듯이, 살찌는 시작은 우선 부분적인 군살이 눈에 띄기 시작한다.

개인차는 있지만, 군살이 가장 붙기 쉬운 것은 배, 옆구리, 히프, 그리고 대퇴 주변일 것이다. 이 근처의 군살이 눈에 띄기 시작한 것을 방치해 두면 이윽고 두 개의 팔과 두 볼, 목 뒤 등에도 지방이 붙기 시작한다.

이와 같이 군살이 부분적으로 붙기 쉬운 부분이 있는 것은 어째서 일까? 우리들의 몸에는 지방의 합성을 촉진하는 물질(인슈린 등) 과, 분해를 촉진하는 물질(놀아드레날린 등)이 있다. 살이 찌기 쉬운 사람은 이 중에 합성계의 균형이 기울어 있고, 게다가 배 등의 혈관이 발달해 있는 부분에서는 풍부한 영양을 재료로 하여 지방의 합성이 점점 활발하게 기능하는 것이 아닌가 하고 생각된다.

이러한 부분적인 군살은 뚱뚱한 사람만이 아니라 표준체중 이하인 사람이라도 걱정이 되기 마련이다. 체형으로 말하자면, 체중보다도 오히려 전신의 균형쪽이 문제가 되기 때문이다.

그러면 마르고 싶은 부분만을 가늘고 팽팽하게 하기 위해서는 어떻게 하면 좋을까? 그 기본이 되는 것은 운동이다. 뚱뚱한 사람에게는 다소의 식사제한도 필요하지만, 식사로 자기가 원하는 대로의 프로포지션을 만드는 것은 곤란하다.

그러나 운동은 마르고 싶은 부분의 근육을 집중해서 움직이는 일에 의해 걱정되는 지방을 에네르기로 연소하기 쉽게 해준다. 근육이 발달, 허리와 히프도 꽉 당기며 전신에 긴장과 탄력이 생겨나기 시작한다. 전술한 지방을 분해하는 물질도 운동으로 근육을 사용하면 잘 기능한다.

한편, 운동이 근육을 내부로부터 움직여서 지방을 연소시키는 데에 비해 밖으로부터의 근육 자극으로 지방을 연소시키는 것이 마사지이다. 마사지는 운동과 마찬가지의 작용으로 군살을 없애 준다.

이 두 가지 방법을 보조해서 지방의 연소 효율을 좋게 하는 것이 급소 자극과 목욕이다. 목욕은 몸의 신진대사를 활발하게 해서 에네르기의 소비를 높히는 작용이 있다. 목욕 후에 체온이 상승하고 땀을 흘리는 것도 에네르기가 열로 발산되고 있기 때문이다. 급소 자극은 그 부분의 기능을 원만히 해서 지방의 분해를 촉진시켜 준다.

지금부터 구체적으로 말하는 '마르고 싶은 부분만 가늘게 한다'는 방법도 이상의 ① 운동, ② 마사지, ③ 급소 자극, ④ 목욕을 중심으로 진행시켜 갔으면 한다.

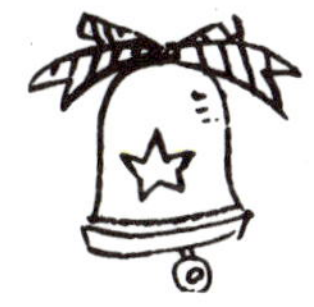

지방이 붙기 쉬운 곳은 배, 옆구리, 엉덩이와 허벅지. 그 후 두팔, 볼, 목에.

●지방이 붙기 쉬운 부분●

옆에서 봐서 지방이 붙기 쉬운 부분
복부
힙

앞에서 봐서 지방이 붙기 쉬운 부분
옆구리
대퇴부

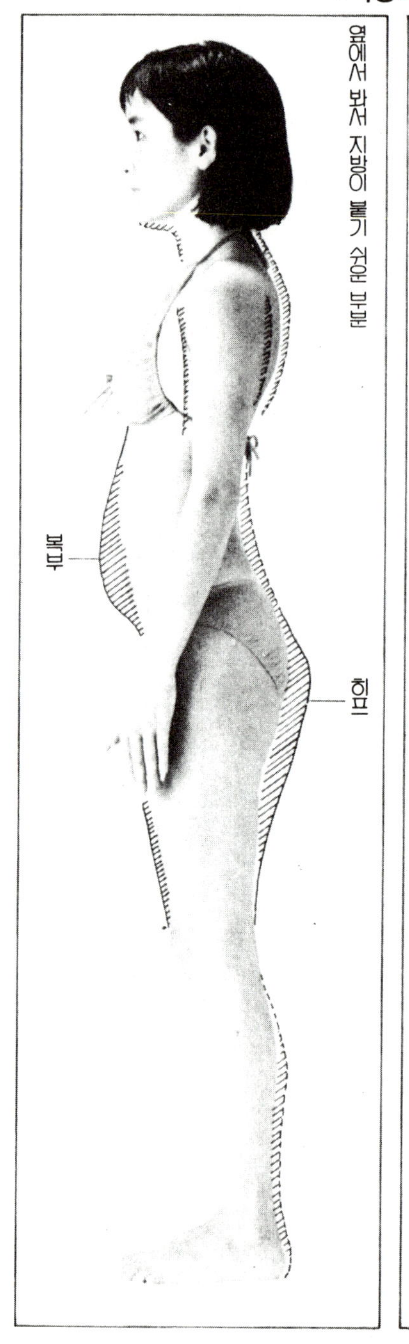

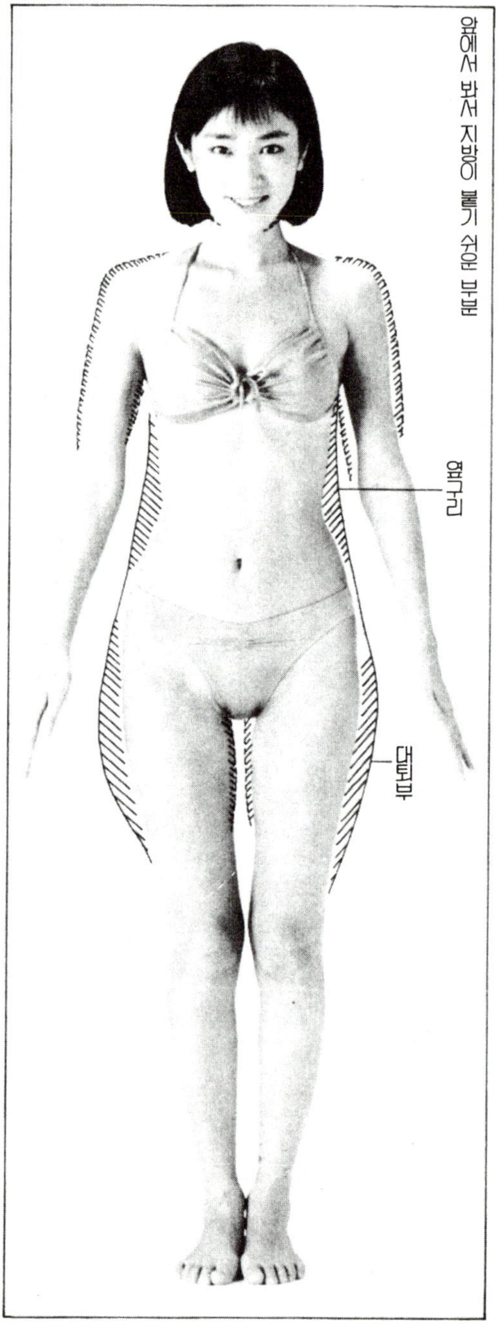

1 마르고 싶은 부분만 가늘게 한다

배의 군살을 뺀다

튀어 나온 배를 집어 넣고, 늘어진 배를 단단히 조이려면 운동이 효과적이다. 배는 지방이 붙기 쉬운 반면 비교적 지방을 빼기 쉬운 부분이기도 하므로 확실히 운동을 한다.

배의 군살을 빼는 운동

배의 군살을 빼기 위해서는 우선 복근운동을 한다.

① 똑바로 누워서 머리 뒤에서 양손을 깍지낀다.

② 다리를 45도의 높이까지 들어올린다. 처음에는 들어 올렸다가 바로 내려도 상관없지만, 익숙해지면 그대로 3~5초 간 다리를 둔 채로 있다가 근육의 떨림이 시작되고 나서 내리도록 한다.

어느 경우이든 처음에는 10회 정도 행하며 매일 조금씩 횟수를 늘려 마지막에는 20회를 목표로 한다.

③ 다음은 상체를 일으키는 운동이다. ①의 자세에서 복근이 덜덜 떨릴 때까지 상체를 일으키고, 3~5초에 원래 자세로 되돌아간다. 이것이 괴로우면 머리를 들어올리는 것만으로도 상관없다. 역시 10회부터 시작해서 20회 정도 행할 수 있도록 한다. 상체를 일으키는 운동과 다리를 올리는 운동은 어느 쪽이든 한쪽만을 행해도 좋을 것이다.

또, 근육을 단련하기에는 복식호흡도 효과적이다. 자기 전에 침상에서 배 위에 손을 얹고, 배가 상하(上下)하는 것을 확인하면서 연습을 하자.

숨을 쉴 때에는 천천히 배를 부풀게 하고, 배가 죄어 들어갈 때까지 폐의 공기를 전부 내보낼 작정으로 숨을 내쉰다.

숨을 내쉴 때에는 들이마실 때의 2배의 시간을 들이는 것이 포인트이다.

선 자세와 앉은 자세에서 연습할 때는 등의 근육을 쭉 펴고, 어깨로부터 힘을 뺀다. 복식호흡을 체득해 두면 배에 지방이 붙기 어려워지며, 건강유지에도 도움이 된다.

옆구리를 다잡아주는 운동

허리를 팽팽하게 다잡기 위해서는 복근운동과 동시에 옆구리의 근육(요방형근 ; 腰方形筋)을 움직이는 것이 중요하다. 복부의 앞과 옆의 지방을 말끔히 빼기 위해서도 골반을 옆구리의 근육으로 끌어올리는 운동을 하자.

① 양다리를 모아서 똑바로 누워 편히 한다.

② 다음에 오른 다리를 몸에 바짝 붙힌다는 생각으로 허벅지 관절부터 위로 끌어 올린다. 이렇게 하면 오른쪽 골반이 몸쪽으로 올라갈 것이다.

③ 왼다리도 마찬가지로 행한다.

이것을 좌우 10회씩 행한다.

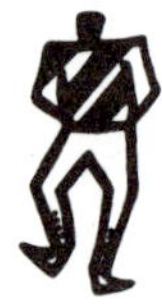

복근을 강하게 하는 체조와 복식호흡을 맞추어 짜면 효과가 한층 높아진다.

●①허리를 다잡는 법 ●

배의 군살을 제거하는 운동

머리 뒤에서 손을 깍지 끼고, 다리를 45도의 높이로
올린다. 다음에 복근이 떨릴 때까지 상체를 일으킨다.

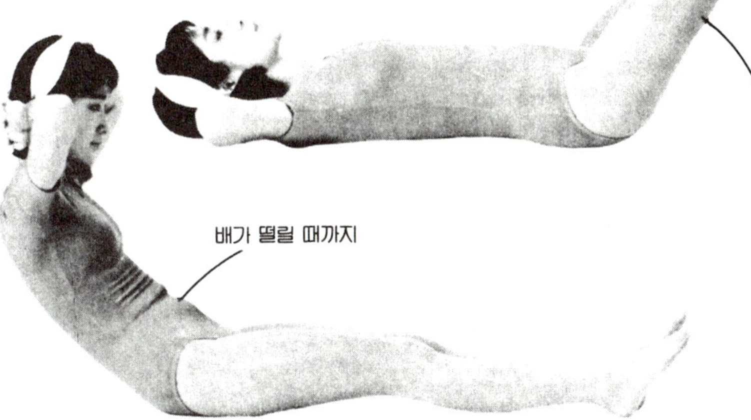

옆구리를 다잡는 운동

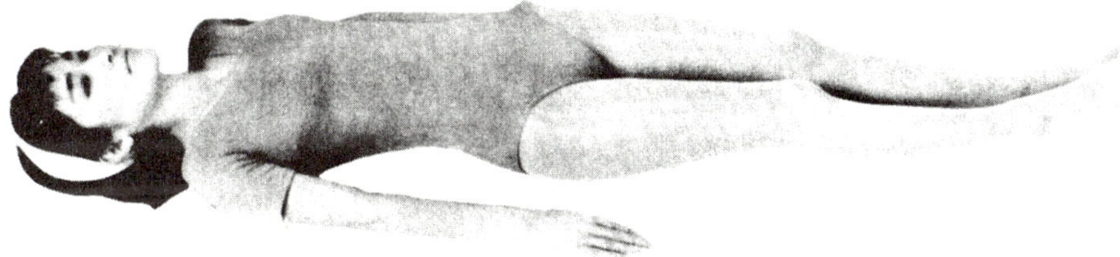

양발을 모으고 똑바로 눕는다.

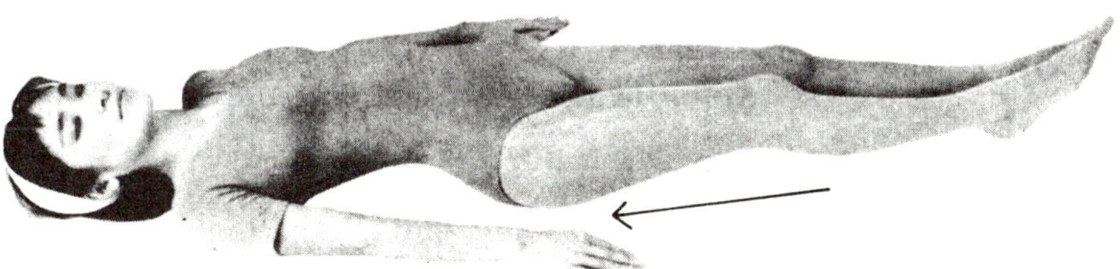

오른발을 들어서 골반의 우측을 당겨 올린다.
힘을 뺀 뒤, 좌측의 다리에서 같은 운동을 행한다.

허리를 꽉 조이게 하는 마사지

배의 군살을 빼려면 운동이 효과적이지만, 마사지가 효력을 발휘하는 것도 이 부분의 지방이다. 목욕과 맞추어 행하면 보다 효과적이므로 목욕 전이나 목욕 후에 행하라.

배의 군살을 제거하는 마사지

마사지는 우선 마사지하고 싶은 부분을 가볍게 문질러서 근육의 긴장을 풀어준 후에 본격적으로 자극하는 것이 기본이다.

① 양쪽의 손바닥을 좌우로부터 배에 딱 댄다.

② 그대로 배의 바깥쪽으로부터 중심부, 중심부로부터 바깥쪽으로 손바닥을 왕복시켜서 복부 전체를 잘 문지른다. 이때, 손에 너무 세게 힘을 넣지 않는 것이 능숙한 마사지를 하는 요령이다.

③ 다음에 지방을 밖으로 문질러 밀어낸다. 배꼽 주변부터 옆구리에 걸친 군살을 양손으로 크게 잡는다. 그리고 이것을 문지르거나 혹은 양손으로 약간 비틀어 자극을 준다. 너무 통증을 느끼지 않을 정도로 자극하자. 운동과 마찬가지로 지방조직을 자극하고 지방의 연소를 높이는 효과가 있다.

이상의 마사지를 1회에 3~5분 간 행한다. 마사지와 운동으로 효과가 즉석에서 나타나지는 않지만, 끈기 있게 계속해야 한다. 2~3주일 후에는 반드시 효과가 나타날 것이다.

배의 군살을 제거하는 급소 지압

급소 지압은 그것만으로 군살을 제거할 수는 없지만, 마사지와 운동의 효과를 높여주는 작용이 있다. 여기에서 사용하는 것은 복부의 3개의 급소이다.

급소 찾는 법과 누르는 법

중완(中脘)… 위(胃)의 바로 위에 있는 급소이다. 배꼽과 명치를 연결한 선의 바로 중앙에 있다. 위와 관계가 깊은 급소로, 위염(胃炎)이나 위통(胃痛), 위약(胃弱) 등의 치료에도 사용된다.

양손의 집게손가락이나 가운데손가락 끝을 사용해서 2~3초 간 천천히 누른다.

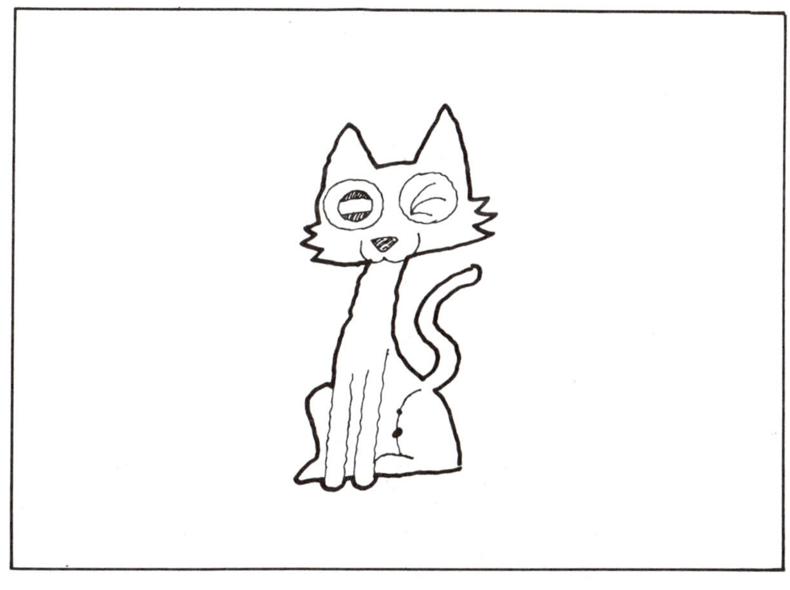

천추(天枢)… 배꼽에서 좌우 약 4㎝(손가락 폭 3개 정도) 바깥쪽 부분에 있는 급소로, 주로 소화기의 기능에 관계하는 급소이다.

배꼽의 양쪽에 있으므로 양손의 집게손가락을 사용해서 좌우 균등하게 지압을 해준다.

관원(關元)… 하복부에 있는 급소이다. 배꼽과 치골(恥骨)이 시작되는 부분을 똑바로 연결하고, 이 선을 5등분한다. 그 중 위에서 4번째의 부분에 있는 것이 관원이다. 관원은 기운이 나는 급소라고 말해진다. 역시 양손의 집게손가락이나 가운데손가락으로 지압한다.

모든 급소는 각각 10회 정도 배가 2~3㎝ 들어갈 정도로 지압한다.

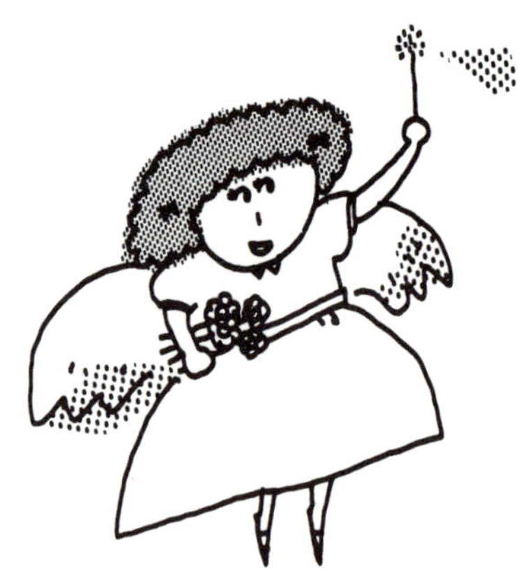

배 전체를 문지른 뒤에 군살을 잡아서 주무르기 시작한다. 되도록 목욕 중에.

●②허리 다잡는 법 ●

배의 군살을 제거하는 급소 지압

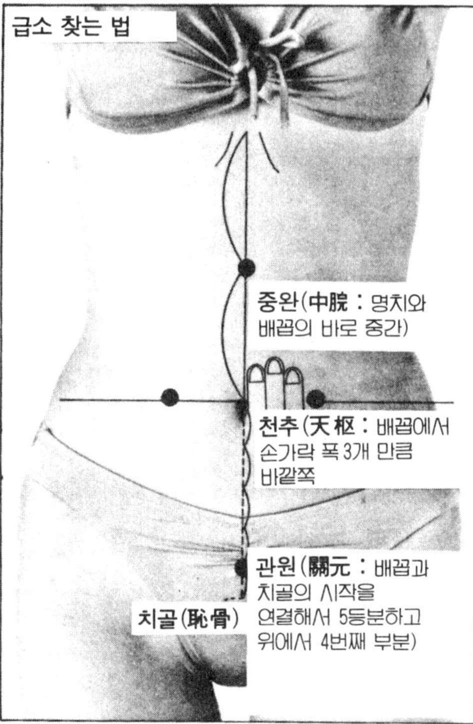

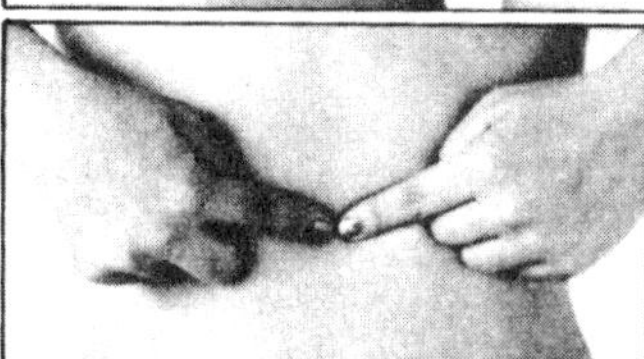

중완은 양손의 집게손가락을 합해서 누른다.

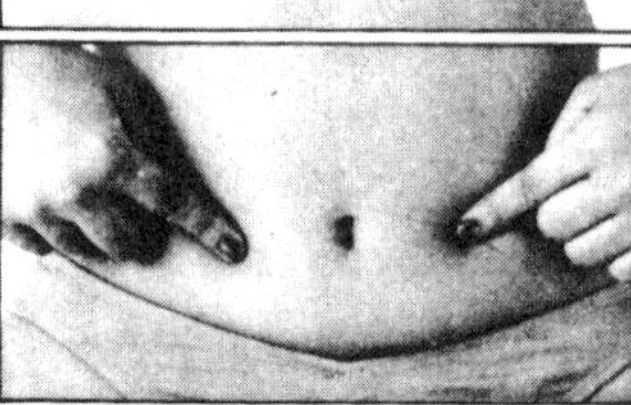

천추는 양손의 집게손가락으로 좌우 균등하게 누른다.

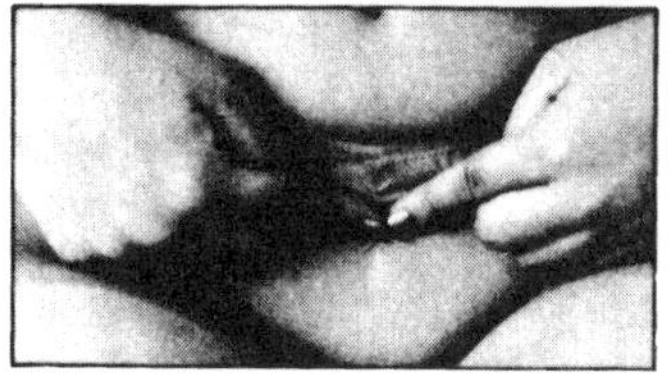

관원은 중완과 마찬가지로 양손의 집게손가락으로 누른다.

배의 군살을 제거하는 마사지

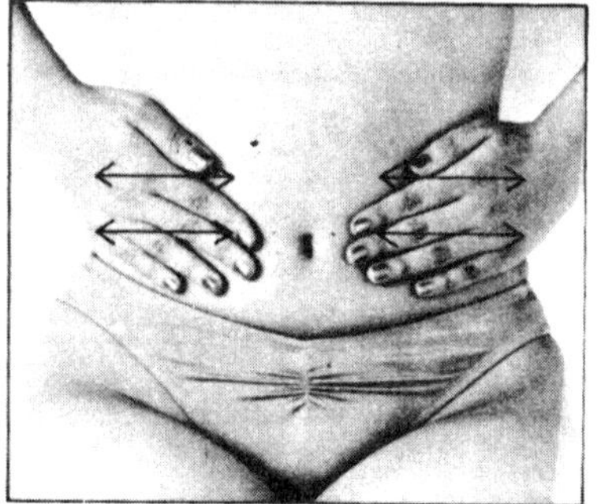

손바닥을 배에 딱 대고, 안쪽에서 바깥쪽, 바깥쪽에서 안쪽으로 반복해서 문지른다.

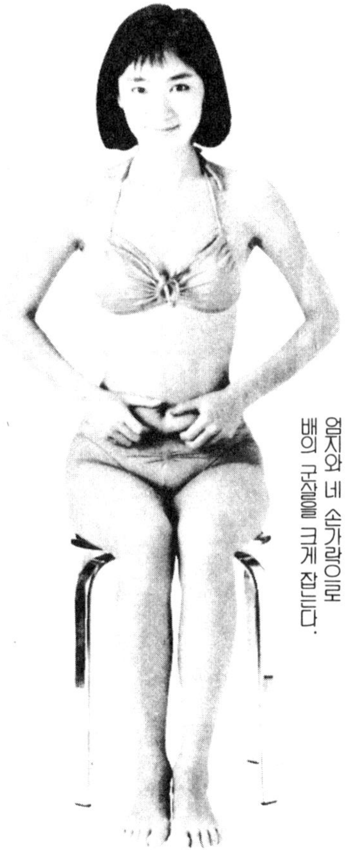

엄지와 네 손가락으로 배의 군살을 크게 잡는다.

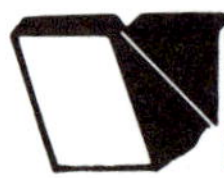

허벅지를 가늘게 하고 각선미를 만든다

우리나라 사람의 체형도 상당히 좋아졌지만, 그래도 아직 구미인에게 비하면 하반신이 굵은 것이 신경쓰인다. 원래부터 우리나라 사람은 체형적으로 허벅지가 굵고, 하반신이 무거워 보이는 결점을 짊어져 왔다.

그 탓인지 지금도 다리를 가늘게 하고 싶다는 희망이 여성들 사이에 압도적으로 많은 것같아 보인다.

허벅지를 가늘게 하는 가장 효과적인 방법은 운동을 해서 다리를 자주 움직이는 일이다.

운동을 하면 오히려 다리가 굵어지는 것이 아닌가 라고 걱정하는 사람이 있는데, 이것은 운동의 종류에 따라 다르다. 경륜(競輪) 선수와 같이 순발력을 다투는 운동을 매일 장시간에 걸쳐서 계속하면 하나하나의 근육이 굵게 되고, 허벅지도 억세어진다. 그러나 지구력을 필요로 하는 느긋한 운동이라면 여분의 지방을 연소시켜 다리를 가늘게 다잡아 준다. 그 좋은 예가 마라톤 선수이다.

여기에서 소개하는 운동도 근육을 긴장시키는 일을 목적으로 천천히 행하라. 매일 계속하고 있으면 늘어진 허벅지가 아주 팽팽해 진다.

다리의 상하 운동

의자에 허리를 걸치고 행하는 간단한 다리 운동이다. 허벅지의 전부(前部)에 있는 대퇴사두근(大腿四頭筋)을 긴장시키는 효과가 있다.

① 우선 의자에 편히 앉는다.

② 수평이 될 때까지 천천히 다리를 올리고, 천천히 다리를 내린다. 이것을 10회 정도 반복하는데, 기세좋게 다리를 상하시키지 말고, 다리의 근육이 떨릴 정도로 천천히 행하는 것이 포인트이다.

발목 위에 1kg 정도의 무게가 있는 물건, 예를 들면 설탕봉지 등을 얹어서 행하면 더욱 효과적이다.

엉덩이 두드리기

역시 다리의 대퇴사두근을 펴는 운동이다.

① 엎드려서 턱 아래에서 양손을 깍지낀다.

② 왼다리의 뒤꿈치로 엉덩이를 가볍게 두드린다.

③ 이것을 10회 행하고, 오른 다리로도 10회 반복한다.

뒤꿈치를 엉덩이에 접근시킬 때에 근육을 충분히 펴도록 하라.

한쪽 발 벌리기

허벅지의 측면을 가늘게 하는 운동이다.

① 반드시 누워서 우선 오른발만을 되도록 천천히 옆으로 벌리고 난 다음, 천천히 되돌린다.

② 왼발도 마찬가지로 행하며, 좌우 각각 10회씩 반복한다.

의자에 앉아서 다리를 수평이 될 때까지 올린다. 가능한 한 천천히 행하는 것이 요령.

●대퇴를 가늘게 하는 체조●

엉덩이 두드리기

엎드려 누워서 턱 아래에 손을 놓는다.

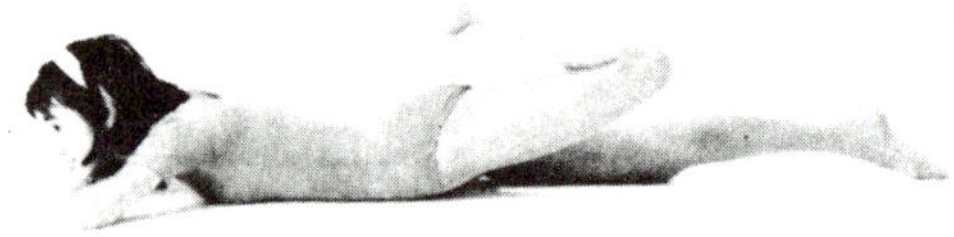

왼발의 뒤꿈치로 엉덩이를 가볍게 두드린다.
다음에 오른발로 엉덩이를 두드린다.

다리의 상하운동

의자에 걸터앉아서 천천히 다리를
상하로 움직인다. 설탕 봉지 등으로
무게를 높이면 더욱 효과적

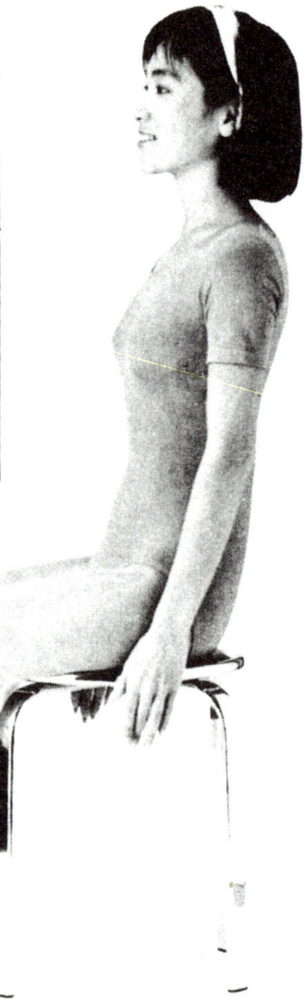

설탕 봉지

한쪽다리 벌리기

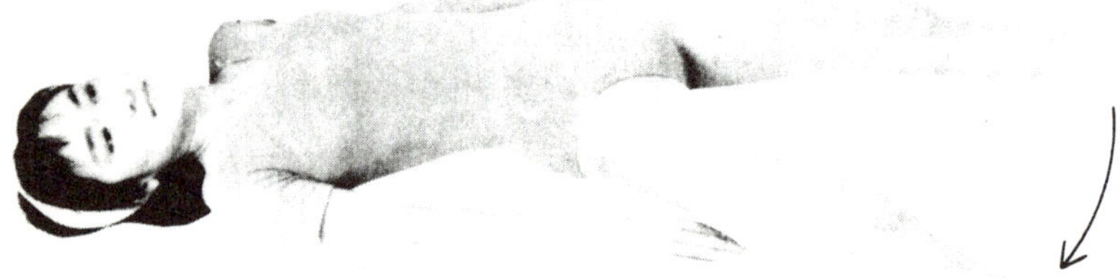

똑바로 누워서 오른발을 천천히
벌린다. 다음에 왼발도 마찬가지로

4　마르고 싶은 부분만 가늘게 한다

허벅지를 가늘게 하는 마사지

허벅지를 가늘게 하는 또 하나의 방법은 마사지이다.
목욕 후와 자기 전에 행하면 피로회복에도 도움이 된다.

허벅지 마사지

마사지는 몸의 어느 부분이든지 말단부(末端部)부터 몸의 중심을 향해서 행하는 것이 기본이다.

① 양손의 손바닥을 허벅지에 딱 대고, 허벅지를 덮치듯이 한다.

② 무릎의 관절에서 다리의 발목 부분을 향해 피부를 가볍게 문질러 올린다. 이것은 경찰법(輕擦法)이라는 마사지로, 혈액과 림프액의 흐름을 좋게 하고 피로 물질을 제거함과 동시에 다음의 본격적인 마사지를 효과적으로 한다. 허벅지 전체를 5회 정도 문질러 올리듯이 한다.

③ 다음은 본격적으로 근육을 자극하는 마사지이다.

엄지와 다른 4개의 손가락으로 허벅지를 크게 잡듯이 손을 대고, 엄지와 4개의 손가락으로 각각 작은 원을 그리면서 무릎에서 위를 향해 마사지를 행한다. 손목을 리드미컬하게 움직이면 제대로 할 수 있다. 1군데당 2~3회, 원을 그리고 손을 조금씩 위로 이동시킨다.

원을 그리면서 근육을 주물러 풀 때에는 너무 힘을 넣지 말 것. 다음날까지 근육에 통증이 남으면 힘이 너무 들어갔다고 판단한다.

④ ③의 방법으로 허벅지의 전면·측면·후면을 구석구석까지 마사지한다. 전부 5~6회 행하면 충분하다.

⑤ 마지막엔 무릎의 마사지이다. 여기가 가늘어지면 다리가 쭉 다잡아지므로 잊지 말고 마사지하도록 한다.

무릎을 양손으로 크게 잡고, 손 전체로 크게 원을 그리듯이 마사지하는 것이 요령. 좌우 모두 5~6회씩 실시한다.

허벅지를 가늘게 하는 급소 지압

체조와 마사지의 효과를 높이기 위해 허벅지에 있는 두 개의 급소를 지압한다.

급소 찾는 법과 누르는 법

위중(委中)… 무릎의 뒤에 생기는 주름의 바로 중앙에 있는 급소이다. 누르면 압통이 있으므로 엄지로 그 부근을 누르면서 찾는다. 양쪽 손의 가운데손가락으로 약간 통증이 느껴질 때까지 2~3초 눌렀다가 뗀다. 좌우 10회씩 지압한다.

혈해(血海)… 허벅지의 안쪽에있는 급소로,냉증,생리불순 등부인과계의 병에 탁효가 있는 급소이다. 무릎의 중앙에서 허벅지 안쪽을 향해서 비스듬히 후방에 있다. 역시 심한 압통이 있으며, 엄지로 10회 정도 누른다.

엄지와 다른 4개의 손가락 배로 작은 원을 그리면서 허벅지를 마사지한다.

●허벅지를 가늘게 하는 마사지와 지압●

마사지 방법

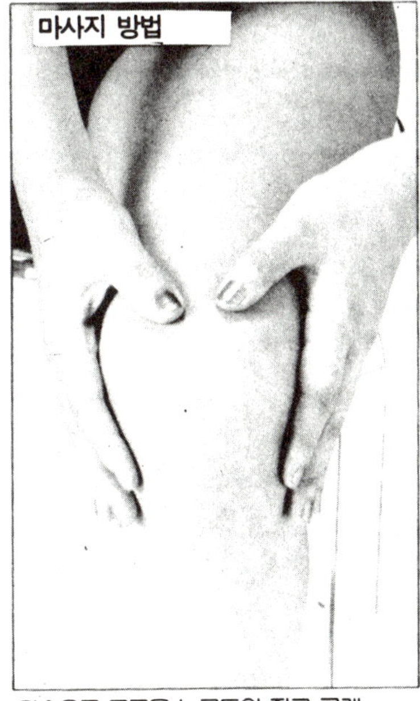

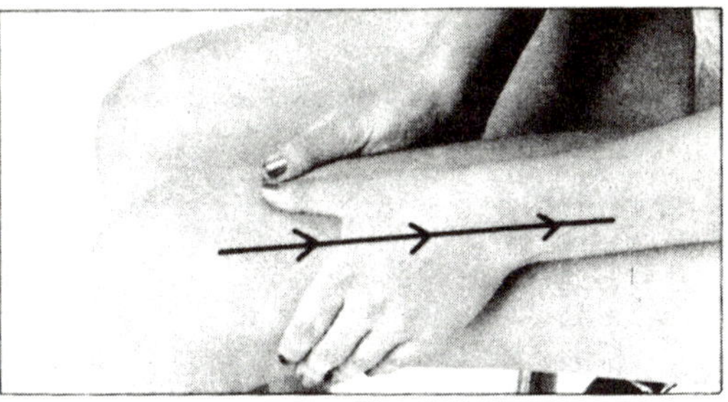

손바닥을 딱 대고, 무릎에서 위를 향해 허벅지를 문질러 올린다.

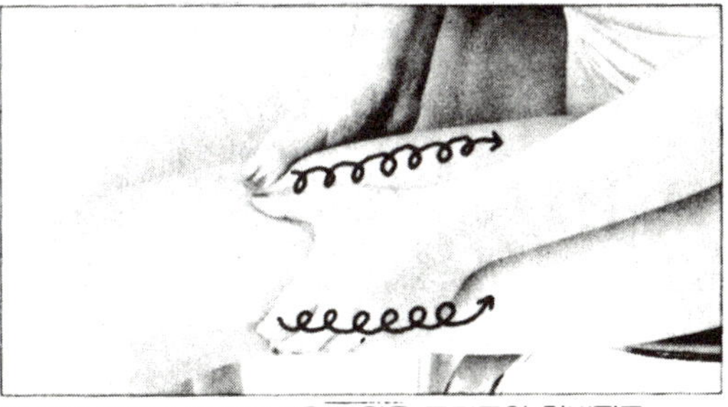

양손으로 무릎을 누르듯이 잡고 크게 주물러 푼다.

다음에 엄지와 네 손가락으로 원을 그리듯이 허벅지를 마사지한다.

급소 지압 방법

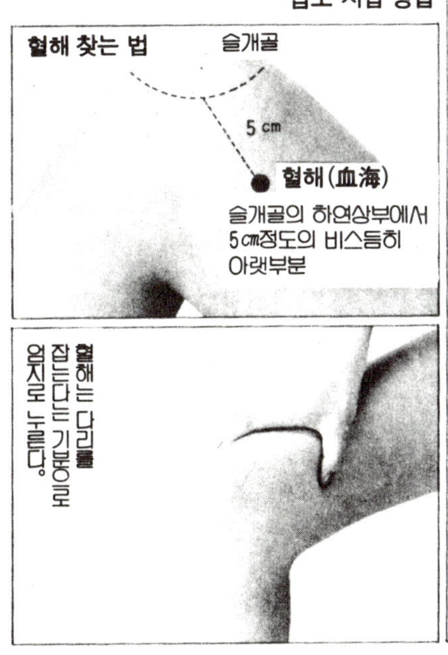

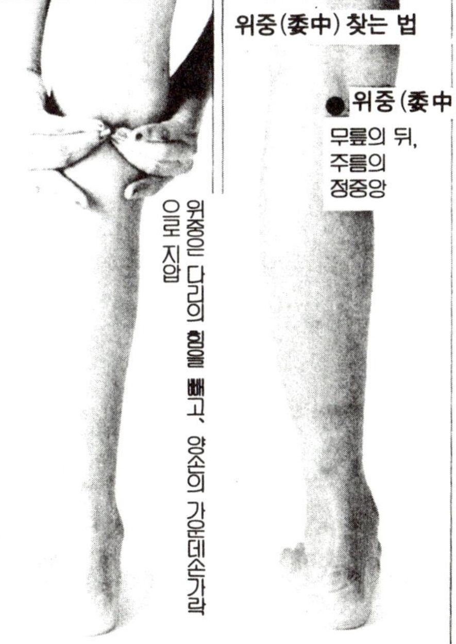

5. 마르고 싶은 부분만 가늘게 한다

엉덩이의 늘어짐을 없애고 보기 좋게 들어올린다

허벅지와 병행해서 우리나라 사람의 하반신을 무겁게 하고 있는 것이 엉덩이의 군살이다. 우리나라 여성에게는 확실히 엉덩이가 뚱뚱한 분이 많은 것 같은데, 스포츠로 단련하고 있는 사람의 엉덩이는 근육이 발달해서 샤프하다. 엉덩이가 늘어져 있는 것은 운동부족의 증거이기도 하므로 엉덩이의근육을 단련해서 히프 업(hip up)을 도모하자.

엉덩이의 근육에서 중요한 기능을 하고 있는 것은 대전근(大殿筋), 중전근(中殿筋), 소전근(小殿筋)의 3가지이다. 여기에서는 우선 3가지의 근육을 집중적으로 강화하는 운동을 소개하겠다. 어느 운동이든 근육을 단련해주고, 여분의 지방을 제거해주는 동시에 히프의 위치를 끌어 올려주는 효과가 있다.

엉덩이를 뒤로 올리는 운동
처음엔 간단한 운동부터 하자.
① 엎드려서 양다리를 모으고 30cm 정도 위로 올린다.

② 올린 다리를 내려도 상관없지만, 될 수 있으면 3초 정도 정지하고 나서 원래의 자세로 돌아온다. 이것을 5회 정도 반복한다.

③ 이 운동을 할 수 있게 되면 조금 운동을 강화하자. 양다리를 올림과 동시에 가슴을 젖혀 상체를 일으킨다. 팔도 올리고, 되도록 상체를 뒤로 젖히도록 하는 것이 요령이다.

상당히 괴로운 운동이므로 처음에는 다리와 상체를 들어올리는 것만으로도 상관없다. 익숙해지면, 3초 정도 정지하고 나서 원래의 자세로 돌아온다. 역시 5회 정도 반복한다.

이 운동은 히프 업(hip up)만이 아니라 등근육과 복근, 허벅지, 팔의 근육도 단련시키는 효과가 있으므로 전신의 쉐이프 업(shape up)에 아주 유효하다. 부디 익혀두기 바라는 운동의 하나이다.

hip up 운동

① 팔과 다리를 몸에서 수직으로 내리고 포복자세를 취한다.

② 그 자세로부터 오른발을 스윙시켜서 되도록 높이 올린다. 얼굴은 정면을 향해 무릎을 똑바로 펴고 실시하는 것이 요령이다. 허벅지의 군살을 제거하는 효과도 있다.

③ 다음에 스윙시킨 다리를 될 수 있는 한 깊이 구부리고, 가슴으로 당긴다. 얼굴도 팔에 바짝 붙도록 한다. 목부터, 등, 엉덩이, 다리뒤면의 근육이 쭉 펴지는 것을 알 수 있을 것이다.

④ 왼다리에도 똑같은 운동을 실시한다. 좌우 각 5회씩 계속한다.

그밖에 평소부터 발 끝으로 서도록 명심하고 있으면 엉덩이 근육을 다잡을 수가 있다.

엎드려 누워 다리와 팔을 동시에 끌어올린다. 가슴을 젖히고 상체를 일으키는 것이 요령.

● Hip up 체조 ●

다리를 뒤로 올리는 운동
엎드려 누워서 양발을 모은 채로
30cm 정도 위로 올린다.

상체도 다리와 함께 올리면
더욱 효과적

Hip up운동

팔과 다리가 몸에
직각이 되게 하고
네 발로 기는 자세를
한다.

올린 오른발의 무릎은
될 수 있는 대로 가슴에
당겨 붙인다.

얼굴도 몸에 붙인다.

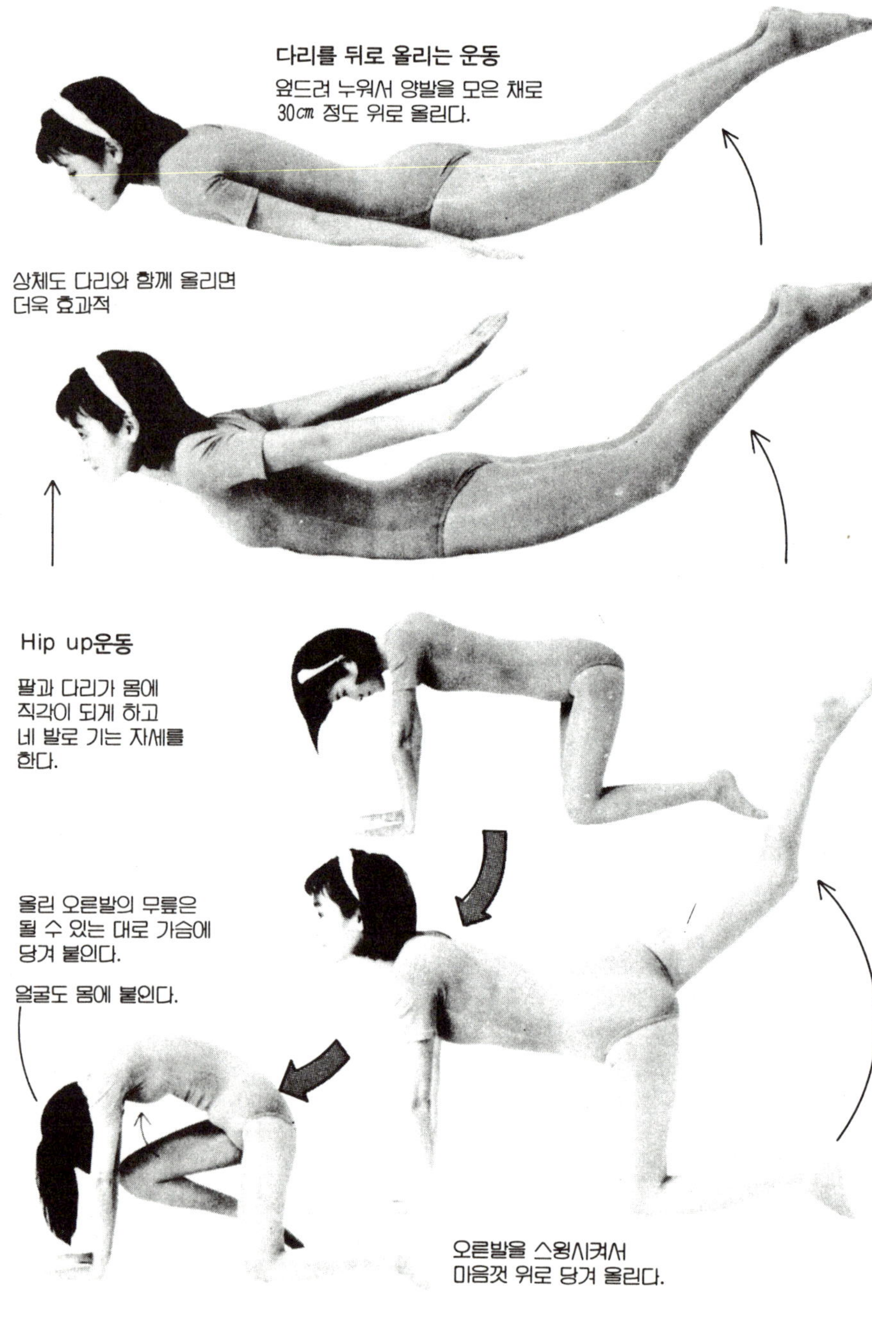

오른발을 스윙시켜서
마음껏 위로 당겨 올린다.

마르고 싶은 부분만 가늘게 한다

히프 업(Hip up) 마사지

운동을 해서 근육을 안쪽부터 단련시켰으면 이번에는 마사지로 근육을 밖에서 자극해 주자. 몸의 안과 밖에서 엉덩이의 근육이 자극되어 히프 업(hip up)효과도 배로 증가한다.

마사지는 목욕 후에 행하면 보다 효과적이다.

엉덩이의 마사지

엉덩이는 지방이 두껍기 때문에 마사지도 정성들여 실시한다.

① 양손을 엉덩이에 꽉 대고, 안쪽부터 바깥쪽, 바깥쪽에서부터 안쪽으로 크게 원을 그리면서 문지른다.

② 다음에 엉덩이를 들어 올리듯이 아래에서 위를 향해 손바닥으로 문질러 올려주자. ①과 ②를 합해서 3분 간 정도 실시한다.

마무리는 운동과 마사지의 효과를 높이기 위한 급소 지압이다. 지압의 기본적인 방법도 아울러 설명하므로 능숙한 지압방법을 익혀 두기 바란다.

엉덩이의 급소 지압

급소는 몸의 조정점(調整点)에 맞추고 급소를 자극하면 눈에 보이지 않는 에네르기의 흐름(동양의학에서 말하는 기(氣))이 개선된다. 그것에 의해 각부(各部)의 작용을 원활히 하며, 건강을 회복시키려고 하는 것이 급소 지압이다.

비만도 일종의 병적인 상태이므로 급소를 지압하면 몸의 기능이 정상이 되고, 여분의 군살이 빠진다고 생각할 수 있다. 엉덩이의 군살을 빼는 효과가 있는 급소는 다음의 세 가지이다.

급소 찾는 법과 누르는 법

신유(腎兪)… 등가운데에 좌우 대칭으로 존재하는 급소이다. 신장(腎臟)과 관계가 깊은 급소로, 물의 흐름을 좋게 하고 부종과 냉증, 정력감퇴에 효과가 있다.

바로 배꼽 높이에 있으며, 배꼽에서 등가운데를 향해 한 바퀴 빙그르르 선을 긋고, 등골(背骨)로부터 좌우 5㎝ 바깥쪽에 있는 것이 이 급소이다.

좌우의 급소는 같은 힘으로 균등하게 자극을 주는 것이 원칙이다. 신유는 양손을 허리에 두고, 엄지 끝으로 좌우 동시에 지압을 한다. 2~3㎏의힘으로 2~3초 간 누르고 나서 한 박자 누른다는 리듬으로 10회 정도 반복한다. 같은 리듬으로 누르면 자극이 깊게 침투한다.

승부(承扶)…엉덩이의 급소이다. 뒷모습을 거울에 비추면 엉덩이 아래에 다리가 이어지는 부분에서 밖을 향한 주름이 보인다. 그 중앙이 승부이다. 양손의 집게손가락으로 엉덩이를 위로 들어올리듯이 지압을 한다.

역시 10회 정도 자극한다.

관원(關元)… 하복부에 있는 급소이다. 위치와 누르는 법은 앞부분(허리 다잡는 법)을 참고해 주기 바란다.

양손을 엉덩이에 딱 붙이고, 크게 원을 그리듯이 마사지한다.

● Hip up마사지와 지압 ●

급소 찾는 법

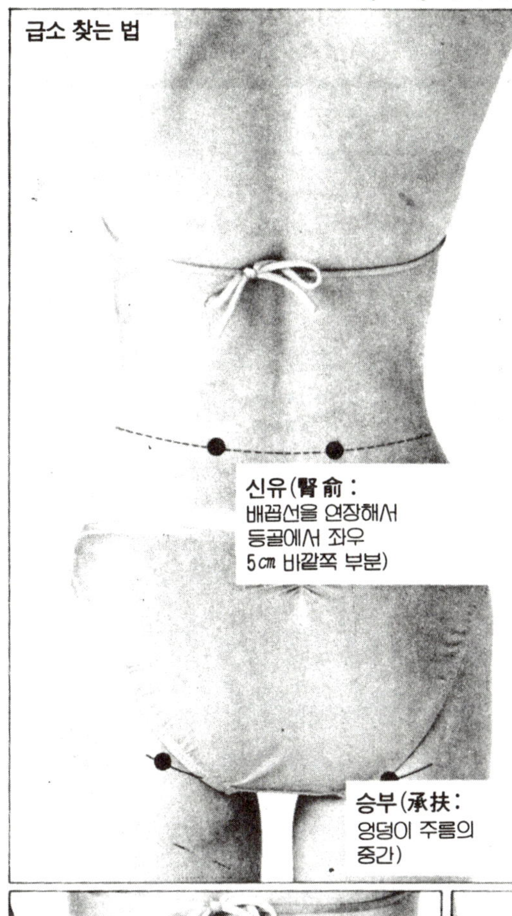

마사지 방법

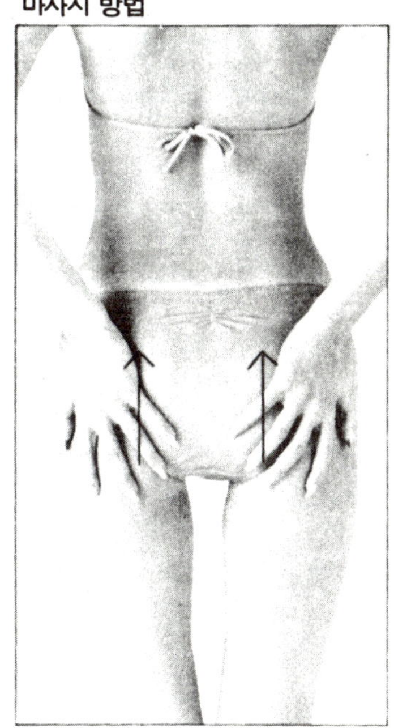

엉덩이에 손바닥을 대고,
밑에서 위로
문질러 올린다.

급소 지압 방법

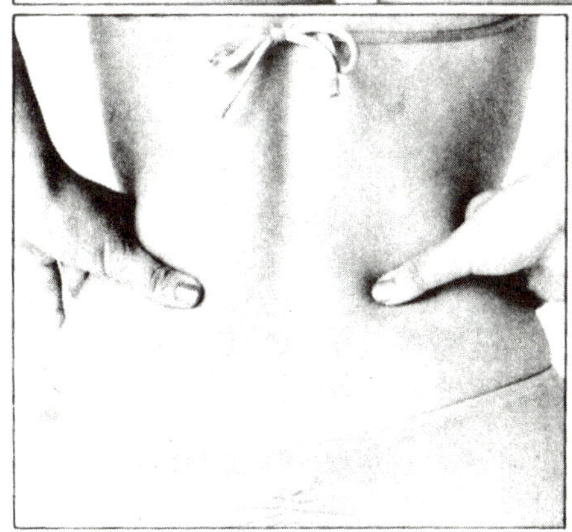

신유는 양손으로 허리를 잡고, 엄지로 지압

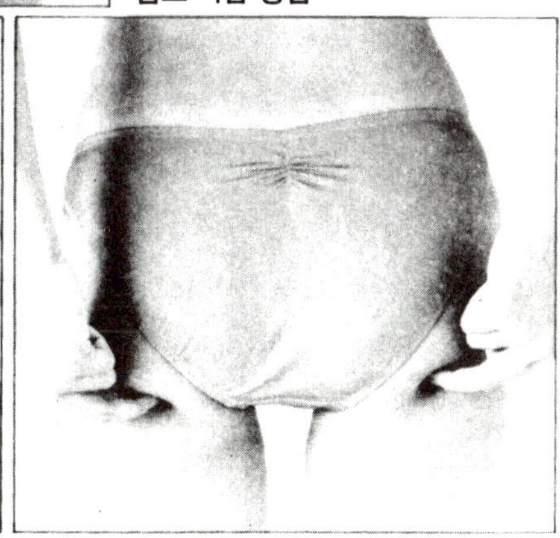

승부는 인지로 아래에서 위를 향해서 누른다.

1 마르고 싶은 부분만 가늘게 한다

두 팔을 호리호리하게 한다

중년에 달한 즈음의 여성에게 두드러지는 것이 두 팔에 붙은 군살이다. 젊은이나 거의 살이 찌지 않은 사람이라도 만져보면 의외로 두 팔, 그것도 안쪽의 근육이 늘어져 있는 경우가 많은 것이다.

팔은 일상생활에서 자주 움직이고 있는 것 같지만, 실은 두 팔의 근육은 자주 움직일 기회가 적은 것이다. 운동으로 늘어져 있는 근육을 다잡고 지방이 붙는 것을 방지하도록 하자.

손 펴는 운동

간단한 운동이므로 일하는 막간, 가사의 막간 등 생각나는 때에 실시한다.

① 똑바로 서서 손바닥을 위로 하여 손을 깍지끼고, 기지개를 펴듯이 손을 마음껏 위로 편다. 마치 심호흡을 하는 요령이다.

② 일단 손을 내리고 등의 중앙쪽으로 당기면, 이번에는 손목을 흔들흔들하며 머리 위까지 가져가서 실시한다. 두 팔의 군살이 떨리도록 손목부터 팔 전체를 흔들흔들시키는 것이 요령이다.

③ 다음엔 손에 힘을 빼고 뚝하고 아래로 내린다. ②와 ③의 동작을 팔이 약간 피로할 때까지 몇 번이나 반복한다.

추를 이용한 운동

팔운동은 2kg 정도의 추를 가지고 실시하면 근육을 다잡을 때에 효과가 있다. 되도록 2kg, 3kg으로 무게가 다른 쇠아령을 두 개씩 준비하고, 몸이 익숙해짐에 따라 무게를 증가시키면서 운동을 실시한다.

이 운동은 팔의 근육을 충분히 긴장시키는 일이 중요하므로 천천히 팔을 움직인다. 팔이 조금 진동하거나 피곤할 정도라면 딱 좋은 것이다.

① 양손에 2kg의 쇠아령을 들고 앞쪽에서 머리 위까지 들어 올린다. 팔꿈치를 쭉 펴 되도록 동작을 천천히 실시할 것.

② 그대로 손을 천천히 내리고, 몸의 정면까지 가져온다.

③ 이번에는 양손을 좌우로 크게 벌려준다. 처음에는 약간 고통스러울지도 모르겠으나 팔이 똑바로 옆으로 펴지도록 주의한다.

④ 팔에 힘을 넣으면서 천천히 손을 내린다. 천천히 올리고, 천천히 내린다. 팔을 급하게 내려서는 안된다.

⑤ 다음에 되도록 양팔을 뒤로 올린다. 천천히 올리고 천천히 내린다.

이상의 운동을 10회 반복한다. 2~3일은 팔에 통증이 남을지도 모르지만 1주일 정도 하면 통증도 없어질 것이다. 이 무렵부터 몸 안에서 근육이 진동하기 시작하므로 매일 쉬지 않고 계속하도록 한다.

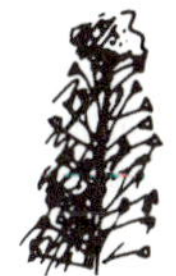

2kg의 쇠 아령을 가지고 팔꿈치를 펴면서 머리 위, 정면, 옆으로 팔을 움직인다.

●두팔을 가늘게 하는 체조●

아령을 사용한 운동

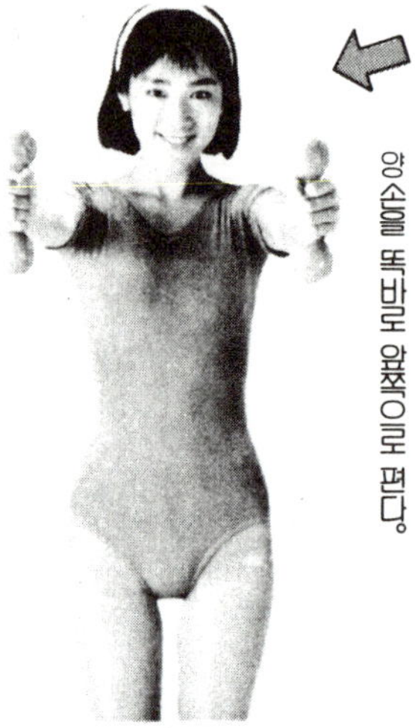

양손을 똑바로 앞쪽으로 편다.

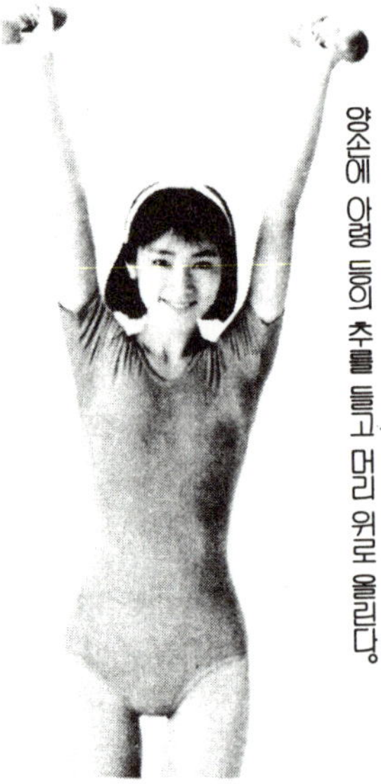

양손에 아령 등의 추를 들고 머리 위로 올린다.

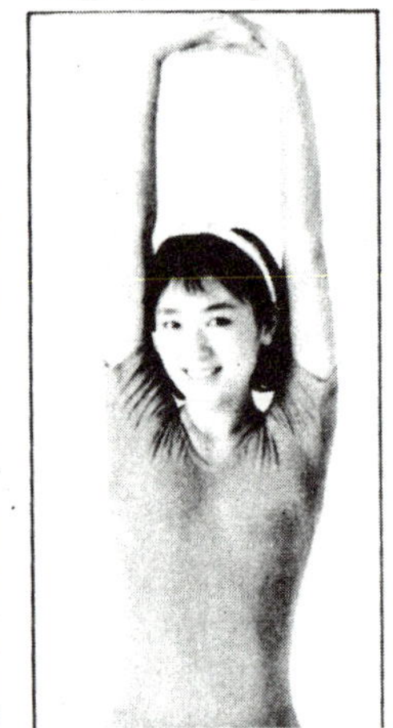

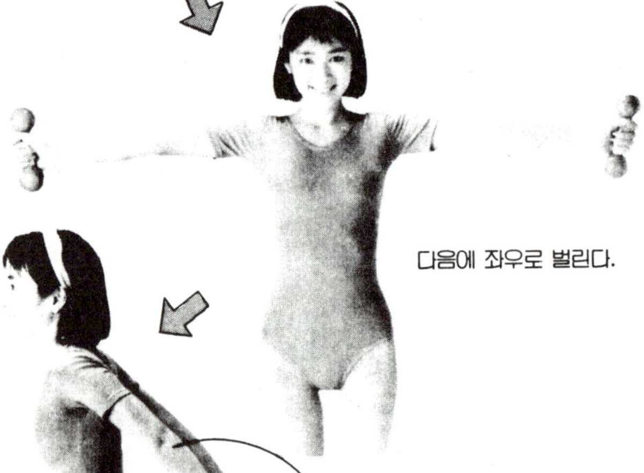

다음에 좌우로 벌린다.

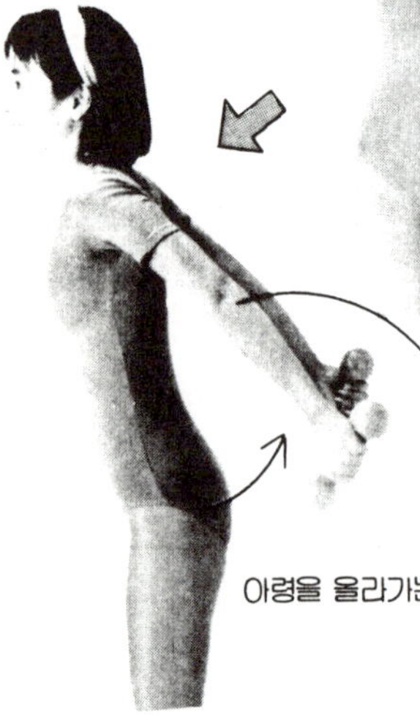

팔꿈치를 굽히지 않는다.

아령을 올라가는 곳까지 뒤로 들어 올린다.

손을 펴는 운동

손바닥을 위를 향해서 깍지 끼고, 기지개를 펴듯이 마음껏 위로 팔을 편다.

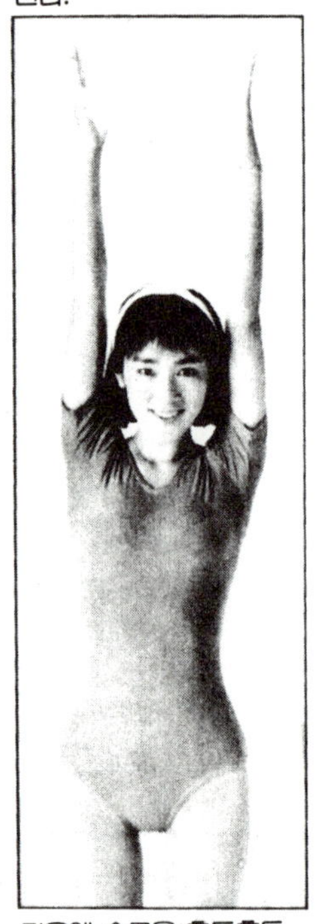

다음에 손목을 흔들흔들 하면서 위로 펴고 쑥 힘을 뺀다.

8 마르고 싶은 부분만 가늘게 한다

팔을 호리호리하고 홀쭉하게 하는 마사지

팔을 다잡는 운동이 끝났으면 마사지와 급소 지압을 실시한다.

팔의 마사지

팔 전체를 호리호리하게 다잡기 위해서 마사지는 손목부터 실시한다. 손목부터 어깨를 향해 심장에 혈액을 되돌려 보낸다는 기분으로 실시한다 .

① 처음에는 팔 전체를 가볍게 문지른다. 반대손으로 팔을 잡고, 아래에서 위를 향해 손바닥으로 피부를 문질러 올린다. 너무 힘을 넣지 말고 가볍게 문질러준다. 팔 전체를 5~6회 문지른다.

② 다음에는 유연법(柔撚法)이라고 해서 근육을 자극하는 마사지이다. 역시 반대쪽의 손으로 팔을 크게 잡고 엄지와 다른 네 손가락으로 작게 원을 그리면서 손목부터 어깨를 향해 근육을 주물러 풀어간다.

특히 옆구리 아래 가까운 두 팔 안쪽의 근육을 손바닥으로 잡듯이 해서 2~3회 주물러 풀어준다.

이상의 마사지를 팔의 안쪽과 바깥쪽에서 5회씩 행한다.

팔의 급소 지압

이용하는 것은 손목부터 어깨까지의 6개의 급소이다. 팔의 안쪽 급소와 바깥쪽 급소를 각각 아래부터 순서대로 지압해 준다.

급소 찾는 법과 누르는 법

양지(陽池)… 손등쪽에 있는 급소이다. 손바닥을 뒤로 젖히면 손목에 굵은 주름이 새겨진다. 그 중앙에 있는 것이 양지로, 열을 발산시키는 급소라고 불리고 있다. 엄지의 배로 눌러 준다.

지강(支溝)…양지(陽池)로부터 손가락 폭 3개 만큼 위로 올라간 위치에 있는 것이 이 급소이다. 누르면 찡하고 울리는 듯한 통증이 있으므로 그곳을 찾는다. 급소의 위치는 사람에 따라 조금씩 다르므로 손가락으로 눌러 반응을 보면서 찾도록 해야 한다. 양지와 마찬가지로 누른다.

곡지(曲池)… 팔꿈치를 폈을 때에 생기는 주름의 선단에 있는 급소로, 누르면 강하게 통증이 울린다. 지압을 할 때 팔꿈치를 굽혀 몸에 고정시켜 실시하면 근육이 이완되어 자극이 잘 전달된다.

대능(大陵)… 손목의 안쪽 주름의 중앙에 있는 급소이다. 엄지로 2~3초씩 리드미컬하게 지압한다.

내관(內關)… 대능에서 손가락 폭 2개 만큼 위에 있는 급소로, 역시 압통이 있다.

견우(肩髃)… 팔을 옆으로 뻗쳤을 때, 어깨 끝의 굵은 근육이 시작되는 부분에 봉오리가 생긴다. 여기가 견우로, 누르면 통증이 어깨쪽으로 퍼진다. 집게손가락이나 가운데손가락으로 지압을 한다.

이들 급소를 매일 10회 정도 지압한다.

팔을 크게 잡고 엄지와 다른 네 손가락으로 작게 원을 그리면서 주물러 푼다.

●팔을 다잡는 마사지와 지압 ●

손등쪽의 급소 찾는 법

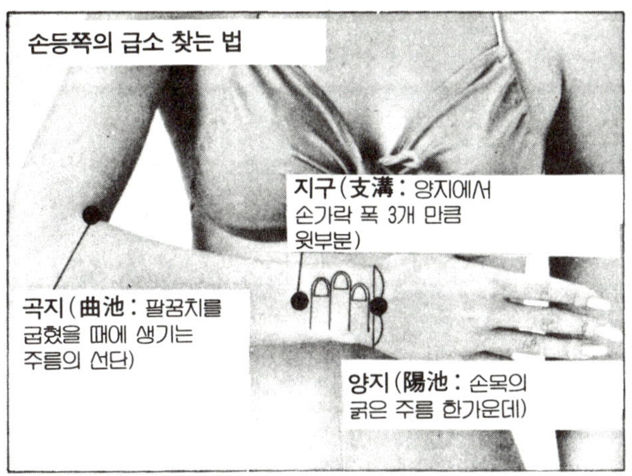

마사지 방법

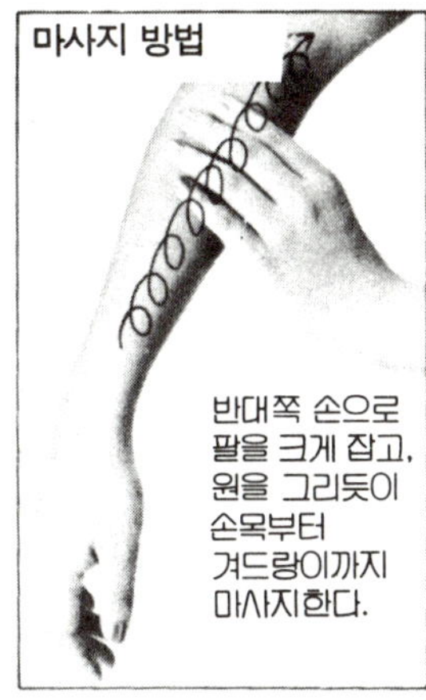

급소 지압 방법

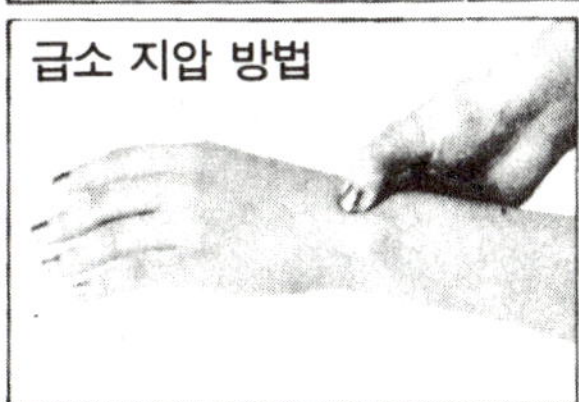

양지는 엄지로 지압

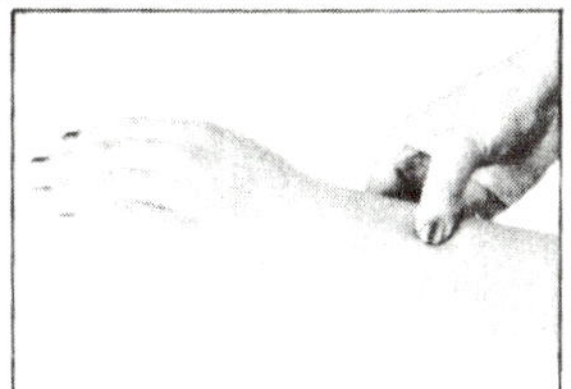

지구도 양지와 마찬가지로 지압

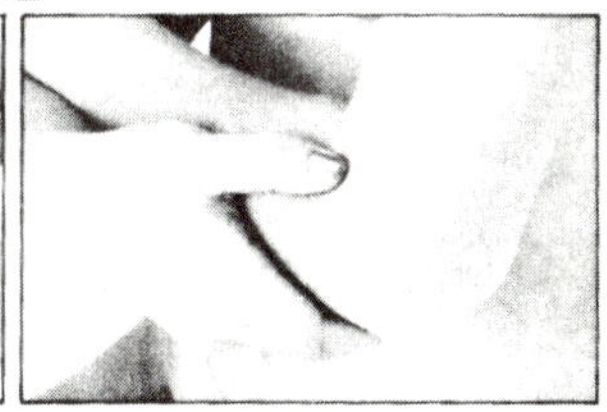

곡지는 팔을 굽혀서 누른다.

손바닥쪽의 급소 찾는 법

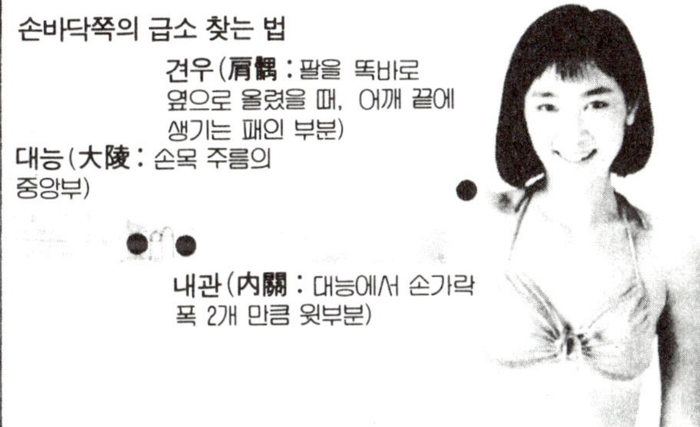

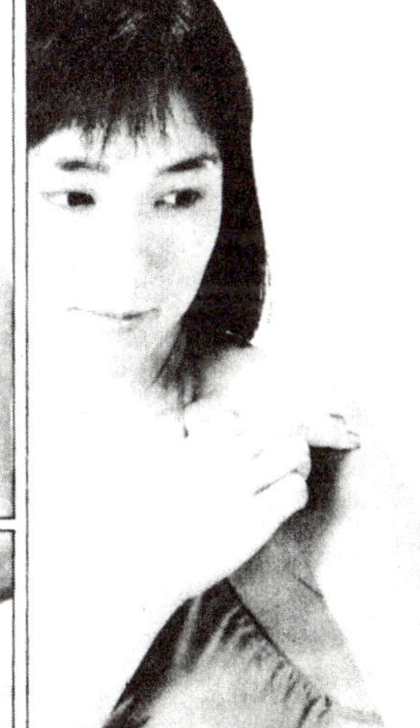

급소 지압 방법

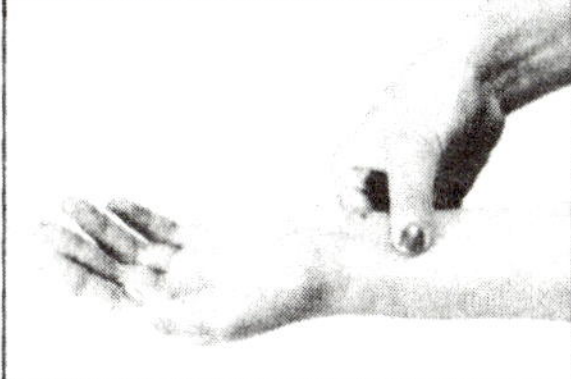

대능은 엄지의 배로 지압

내관을 누르면 압통이 있다.

견우는 통증이 울릴 때까지 집게손가락으로 내관을 누르면 압통이 있다.

9 마르고 싶은 부분만 가늘게 한다

볼의 부풀음을 제거하고 얼굴을 호리호리하게 보여준다

볼이 홀쭉한 사람은 다소 몸에 군살이 붙어 있어도 눈에 띄기 어려운 법이다. 그것에 비해 볼에 군살이 잘 붙는 사람은 겉으로 보는 인상으로 상당한 손해를 보고 있다.

이러한 사람은 운동과 마사지로 얼굴을 작게 다잡도록 하자.

볼을 다잡는 운동

얼굴의 근육을 자주 움직여 여분의 지방을 제거하는 가장 간단한 방법은 표정을 풍부하게 하는 일이다. 여기에서는 볼의 근육을 집중해서 움직이기 위하여 입을 크게 움직인다.

① 입을 크게 벌리고 볼의 근육을 편다. 세로와 가로로 크게 벌리는 것을 잊지 말도록.

② 휘파람을 불듯이 입술을 모으고, 앞으로 마음껏 내민다.

③ 이번에는 가능한 입을 옆으로 크게 벌린다.

그밖에 윗턱은 우(右), 아랫턱은 좌(左)로 움직여서 입술의 위치를 엇갈리게 하는 등, 거울을 보면서 입을 움직이는 방법을 연구한다.

한 방법을 2~3회 반복한다.

얼굴 마사지

마사지는 얼굴의 근육을 다잡아주고 피부를 아름답게 할 뿐만 아니라 잔주름의 예방이 되기도 한다.

① 얼굴의 마사지는 양손의 엄지손가락과 새끼손가락을 뺀 3개의 손가락으로 실시한다. 마사지를 실시하기 전에 얼굴 전체에 콜드크림을 바르면 자극이 너무 강해지는 것을 방지할 수가 있다.

② 마사지의 방향은 그림과 같은데, 볼의 경우는 턱, 구각(口角), 콧방울의 옆에서 관자놀이를 향해 3개의 손가락 배로 문질러 올리듯이 마사지한다.

얼굴의 마사지는 손가락 끝을 사용하고, 근육을 주무르지 말며 가볍게 문지르듯이 하는 것이 요령이다.

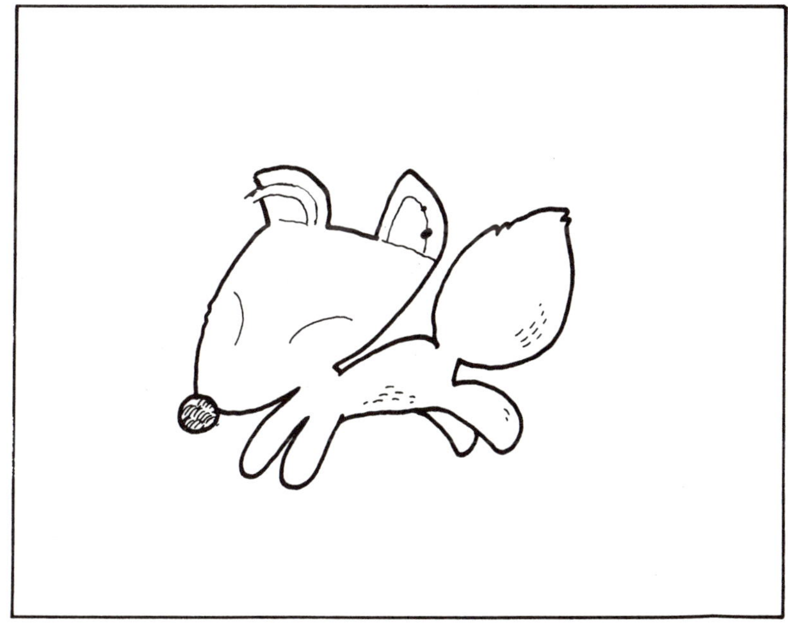

볼의 급소 마사지

이용하는 것은 다음 두 개의 급소이다.

하관(下關)… 볼뼈의 바로 아래이며, 귀에서 3~4cm 코쪽 부분에 있다. 누르면 윗니에 찡하고 울리는 듯한 둔통이 있으므로 그것을 더듬어 찾는다.

볼의 양쪽에 있는 급소를 엄지나 집게손가락으로 좌우 동시에 지압한다. 볼뼈를 아래부터 찔러 올리듯이 비스듬히 위쪽을 향해 누르면 자극이 잘 전달된다.

협차(頰車)… 턱뼈의 각(角)에 있는 급소이다. 턱의 힘을 빼고 지압을 하면 아랫니에 울리는 압통이 있다. 하관과 마찬가지로 비스듬히 위를 향해 지압을 한다. 어느 급소든지 5회 지압을 한다.

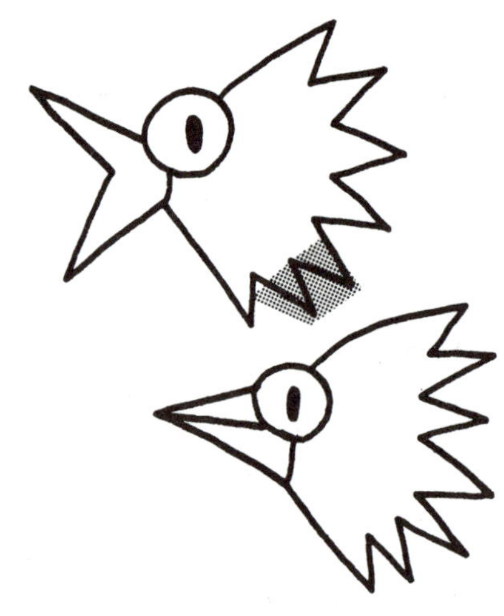

입을 크게 움직여서 볼의 근육을 다잡고, 세 손가락의 배로 마사지한다.

●볼의 군살 제거 법●

마사지 하는 방향

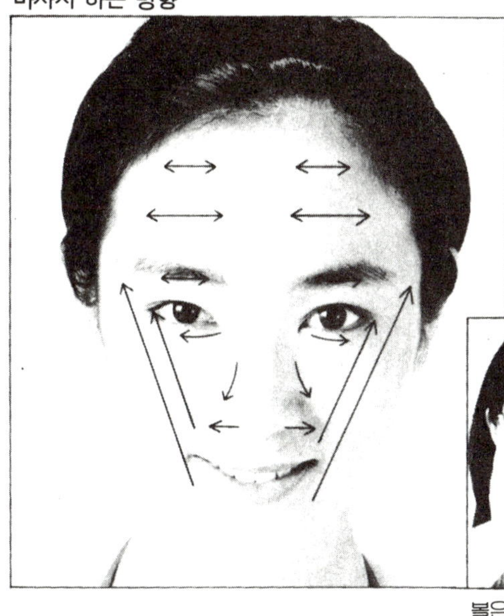

볼을 다잡는 운동

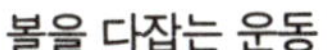

입을 크게 벌린다.

입을 오므려서 힘껏 내민다.

볼은 아래에서 위를 향해 문질러 올린다.

입을 옆으로 가능한 만큼 벌린다.

급소 찾는 법

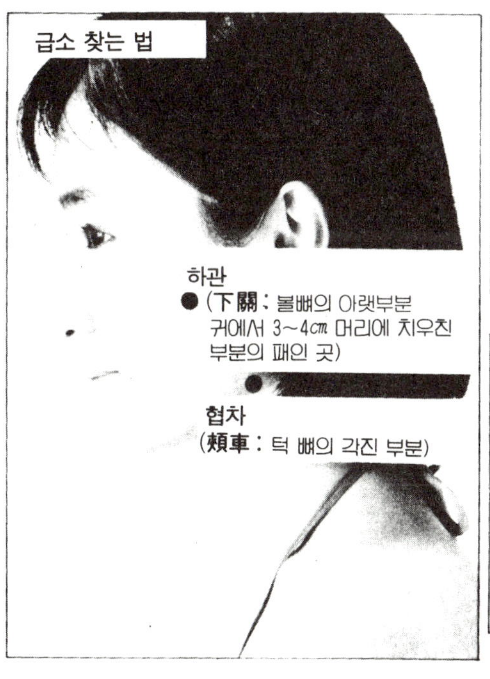

하관
● (下關：볼뼈의 아랫부분 귀에서 3~4㎝ 머리에 치우친 부분의 패인 곳)

협차
(頰車：턱 뼈의 각진 부분)

급소 지압 방법

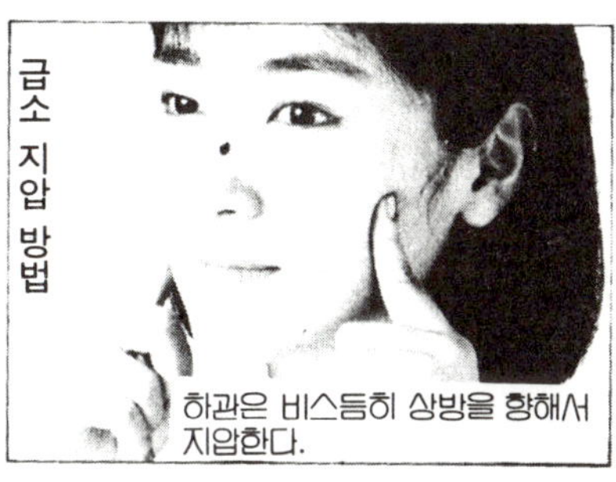

하관은 비스듬히 상방을 향해서 지압한다.

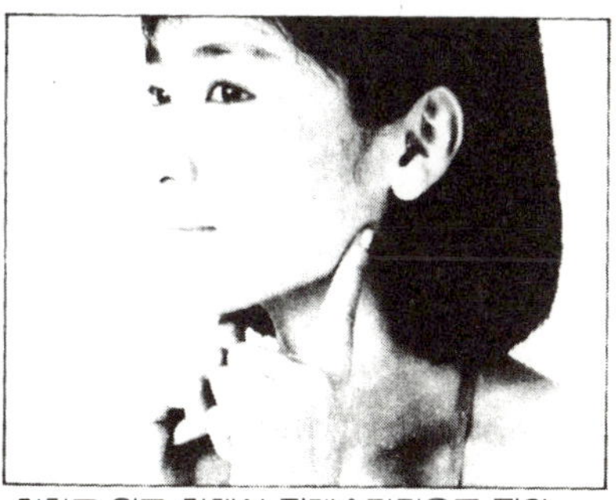

협차도 위를 향해서 집게손가락으로 지압

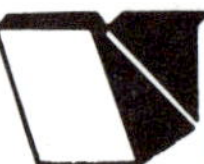

마르고 싶은 부분만 가늘게 한다

이중턱을 제거하고, 얼굴 피부를 팽팽하게 한다

얼굴을 크게 보이게 하는 또하나의 대적(大敵)은 턱 아래의 늘어짐이다. 즉, 이중턱이다. 이중턱을 방지하고, 얼굴의 선을 젊고 샤프하게 유지하기 위해서는 일찌감치, 처치를 시작해야 한다.

턱을 다잡는 운동

일정한 연령에 달하면 많든 적든 턱의 군살이 붙으며, 늘어지기 시작한다. 그러나 이상하게도 성악가 중에는 다소 뚱뚱한 사람은 있어도 턱이 늘어져 있는 사람은 적기 마련이다.

이것은 언제나 커다랗게 입을 벌려서 발성 연습을 하기 때문에 턱 근육이 단련되고 있는 이유에서라고 생각한다.

그래서 여기에서는 아이우에오의 발성연습을 하면서 구윤근(口輪筋 ; 입 주위의 근육)과 광경근(廣頸筋 ; 턱 아래의 근육)을 단련하는 체조를 소개해 두겠다.

이 체조의 요령은 입을 아이우에오형으로 분명히 벌리고 배의 밑에서부터 소리를 내는 것이다.

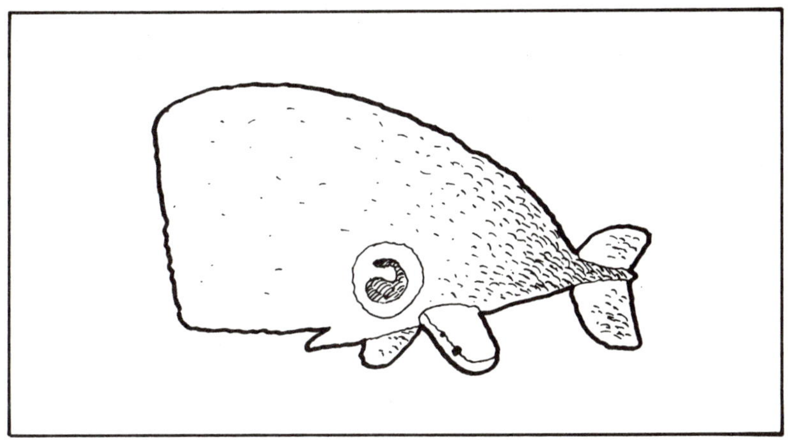

식사 때마다 꼭꼭 씹어서 턱을 사용하도록 하는 것도 근육의 단련이 된다.

턱의 마사지

마사지는 엄지의 배를 사용해서 실시한다.

① 얼굴을 덮치듯이 4개의 손가락을 볼에 얹고, 엄지의 배를 턱 아래에 댄다.

② 귀 아래에서 턱 끝을 향해 엄지를 이동시키면서 턱을 문지른다. 힘을 너무 세게 넣지 말고 10회 정도 문질러 준다.

얼굴의 마사지와 병행해서 실시하면 한층 효과적이다.

턱의 급소 지압

목에 있는 두 개의 급소를 지압한다.

급소 찾는 법과 누르는 법

인영(人迎)··· 목젖의 뒤쪽에 있는 급소이다.

얼굴을 좌우로 움직이면 귀의 아래에서 목이 시작되는 부분 중앙을 향해 굵은 근육이 나타난다. 이것이 흉쇄유돌근(胸鎖乳突筋)이다. 이 근육의 바로 앞에서 목젖의 뒤에 있는 것이 인영(人迎)이다. 손가락으로 만지면 손가락 끝에 맥이 닿으므로 간단하게 발견할 수가 있다.

인영은 집게손가락이나 가운데손가락으로 가볍게 지압을 한다. 대단히 민감한 급소이므로 다른 급소와 같이 강하게 누르지 말고, 가볍게 누를 정도로 그치는 것이 중요하다.

대영(大迎)… 아랫턱의 중앙 부근에 있는 급소이다. 턱의 각에서 그림과 같이 아랫턱의 중앙을 향해 똑바로 선을 긋는다. 이 선상으로 턱에서 3cm의 부분에 있는 것이 대영이다. 양쪽의 집게손가락으로 좌우 급소를 동시에 지압한다. 인영, 대영과 함께 매일 10회 정도 지압을 해준다.

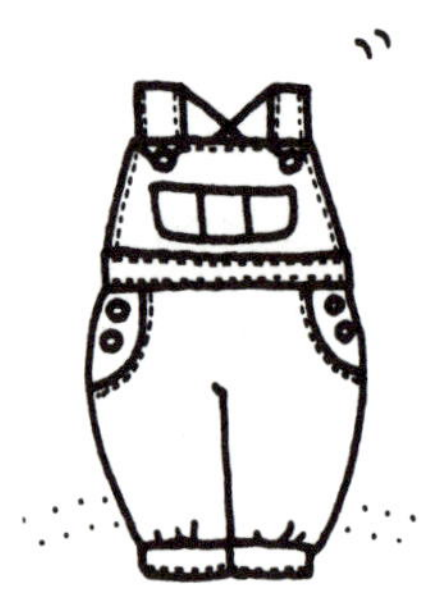

아이우에오의 발성 연습을 했으면 귀 밑에서 턱 끝을 향해서 엄지로 문지른다.

●이중턱을 제거하는 체조와 지압●

이중턱을 제거하는 발성운동

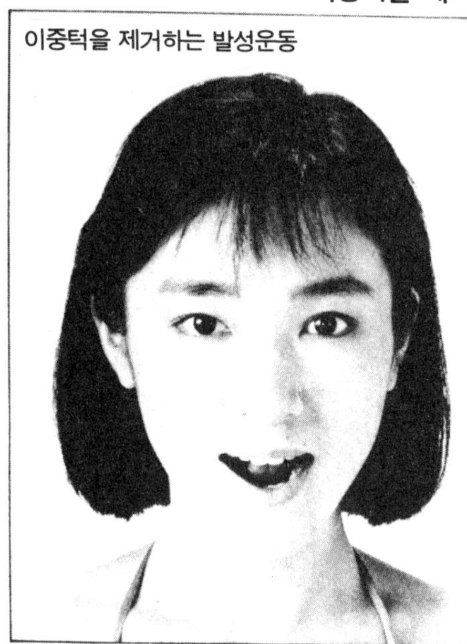

입을 아의 형태로 하고 발성한다.

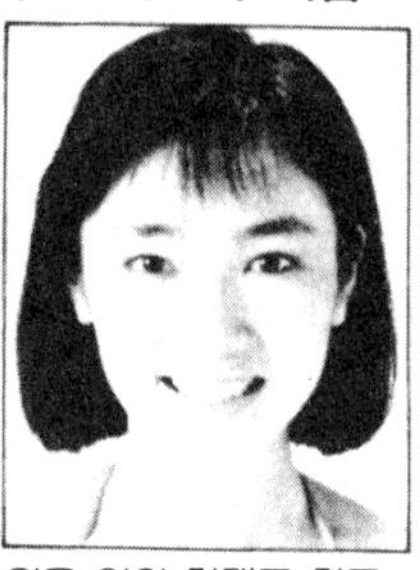

입을 이의 형태로 하고 발성한다.

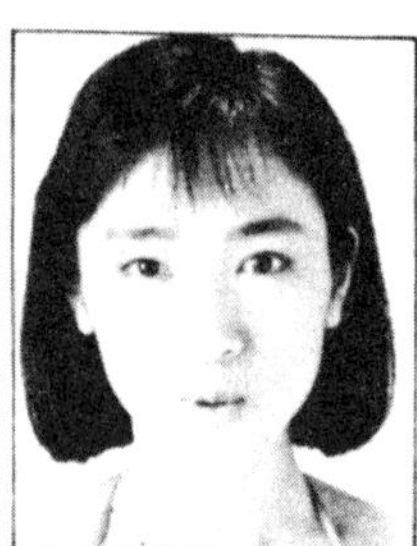

입을 우의 형태로 하고 발성한다.

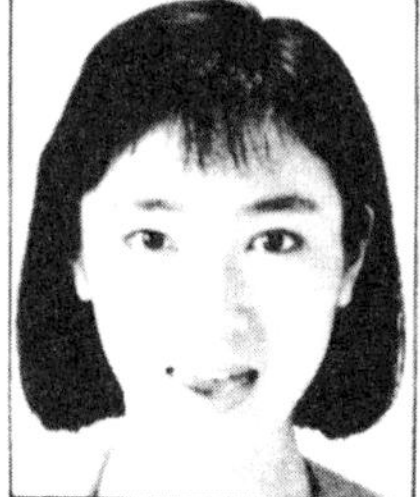

입을 에의 형태로 하고 발성한다.

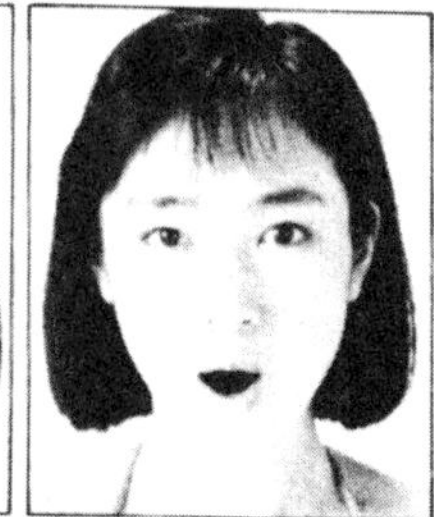

입을 오의 형태로 하고 발성한다.

얼굴 피부를 다잡는 급소지압

급소 찾는 법

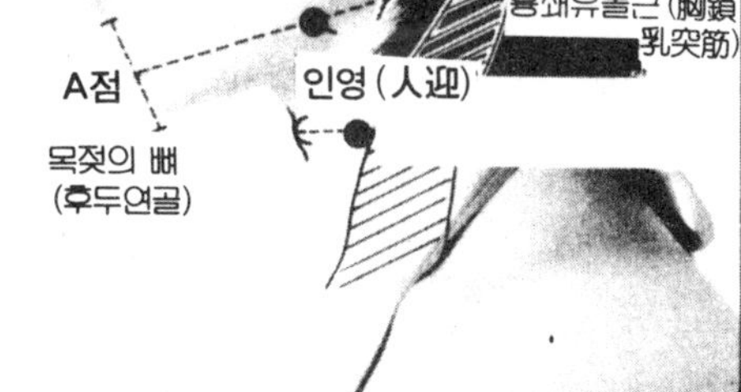

급소 지압법

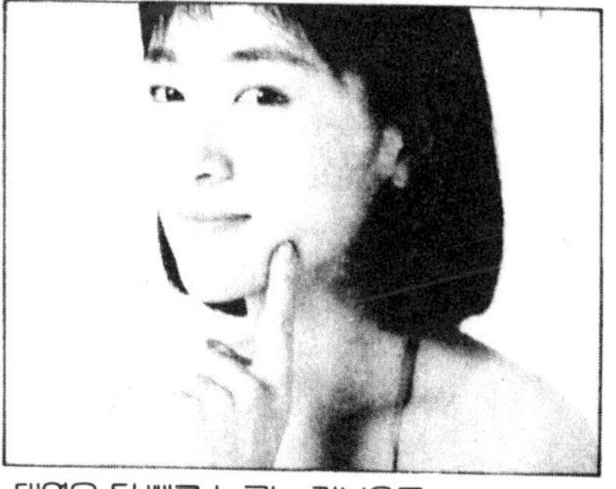

인영은 집게손가락으로 가볍게 누른다.

대영은 턱 뼈를 누르는 기분으로

11 ＼ 마르고 싶은 부분만 가늘게 한다

솟아오른 어깨의 지방을 깨끗이 제거한다

관절 부분은 자주 움직이기 때문에 비교적 피하지방(皮下脂肪)이 붙기 어려운 부분이다. 그러나 너무 뚱뚱한 사람이나 체질에 따라서는 어깨 주변에도 피하지방이 붙는 사람이 있다.

원래 딱 벌어지고 올라간 어깨인 사람은 별도겠지만, 어깨에 지방이 붙어서 부풀어 올라 있는 경우는 몸을 움직여 어깨의 지방을 씻어내자.

어깨의 상하운동

단지 막연히 몸을 움직이기 보다는 반대 방향의 힘을 가하거나 해서 저항을 붙이는 쪽이 완고한 지방을 잘 연소시켜 준다.

① 우선 왼손을 오른 어깨 위에 얹고, 어깨를 가볍게 아래로 눌러 준다.

② 왼손의 힘은 그대로 빼지 말고, 오른쪽 어깨를 저항에 역행해서 위로 올린다.

③ 되도록 오른 어깨를 위로 들어올린 부분에서 어깨의 힘을 뺀다. 이것을 10회 반복한다.

④ 이번에는 오른손으로 왼쪽 어깨를 누르고 같은 운동을 10회

반복해 준다.

간단한 운동이지만, 대단히 효과가 있는 방법이다. 적어도 2~3주일은 매일 반복해서 실시하도록 한다.

그밖에 양손을 위로 똑바로 올리고, 쭉 편 부분에서 어깨의 힘을 빼는 운동도 효과가 있다. 어떤 운동이든지 힘을 능숙히 빼고 실시해 준다. 혈행이 좋아지며 지방이 연소하기 쉬워진다.

어깨의 급소 지압

어깨와 등, 배에 있는 3개의 급소를 사용한다.

급소 찾는 법과 누르는 법

견정(肩井)… 어깨 결림의 특효 급소로 알려져 있다.

목이 시작되는 부분과 어깨 끝을 연결한 선의 한중간이며 반대쪽 손을 엄지가 목에 붙도록 해서 어깨 위에 두었을 때에 가운데손가락에 해당하는 것이 이 급소이다. 누르면 찡하고 아프므로 이것은 눈대중으로 찾는다. 반대쪽 손의 가운데손가락으로 지압한다.

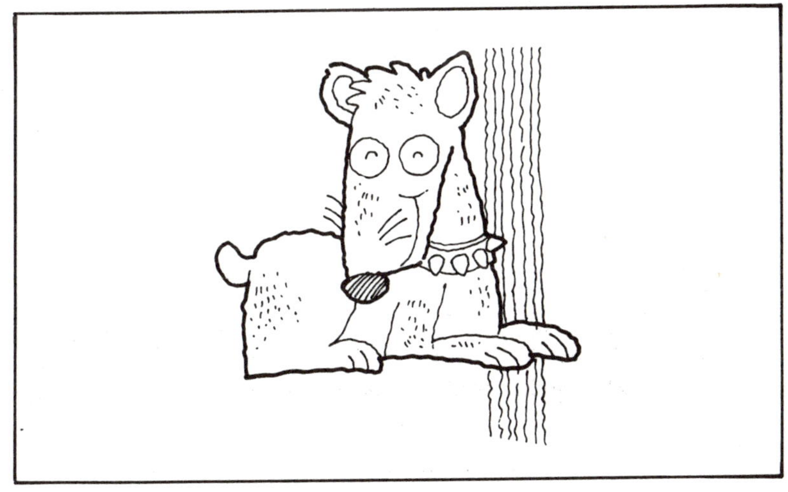

대서(大杼)… 등의 위쪽에 있는 급소이다.

목을 앞으로 떨어뜨리면 등골의 가운데에 쑥 크게 튀어나오는 뼈가 있다. 이 뼈에서 2~3㎝ 바깥쪽에 있는 것이 대서이다. 견정을 누를 때보다도 손을 등에 더 뻗어서 가운데손가락으로 눌러준다.

중부(中府)… 팔이 시작되는 부분에 있는 급소이다.

쇄골의 아래에 있는 패인 곳을 바깥쪽으로 더듬어서 실시하면 커다란 둥근 뼈(상완골(上腕骨)의 관절)에 부딪친다. 그 교차점에서 약 3㎝ 아래로 내려간 부분이 중부이다. 둔한 통증이 있으며, 여기를 집게손가락으로 누른다.

어느 급소나 5~10회 정도 지압한다.

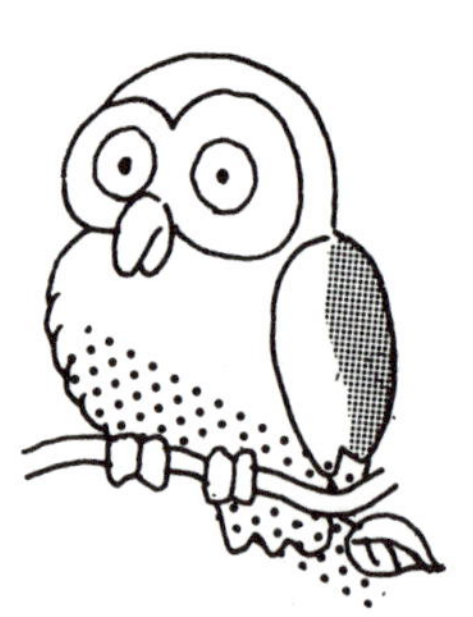

왼손으로 오른 어깨를 누르면서 오른 어깨를 올리고 힘을 뺀다. 왼쪽 어깨도 마찬가지로 각 10회 반복한다.

●어깨의 지방을 제거하는 체조와 지압 ●

등의 급소 찾는 법

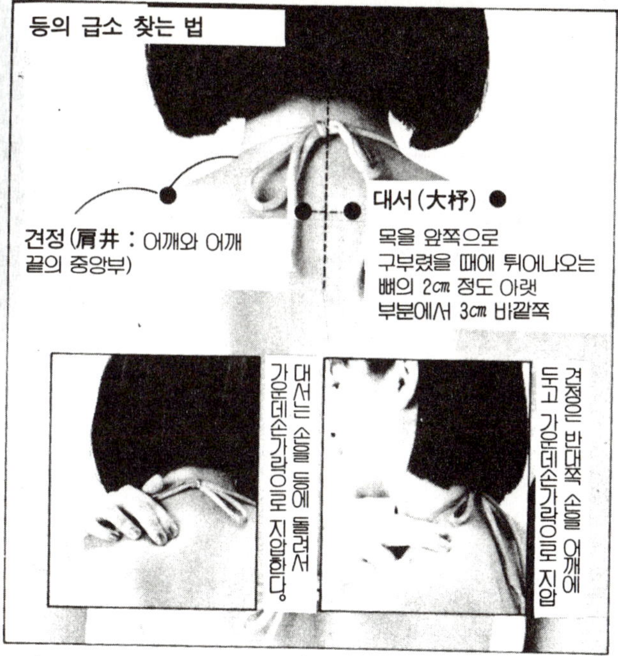

어깨의 상하운동

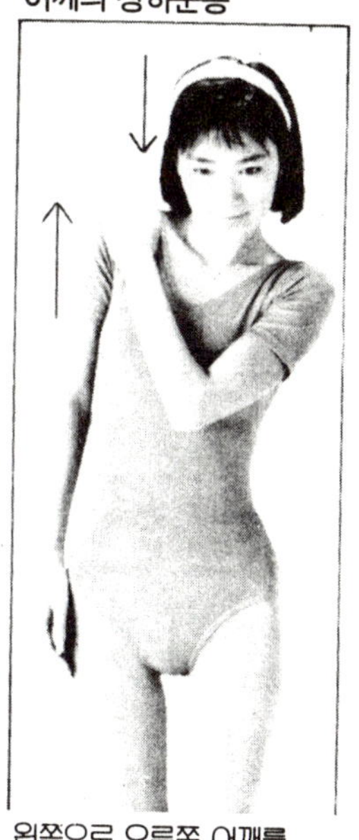

왼쪽으로 오른쪽 어깨를
누르면서 오른쪽 어깨를
올린다.

중부(中府) 찾는 법

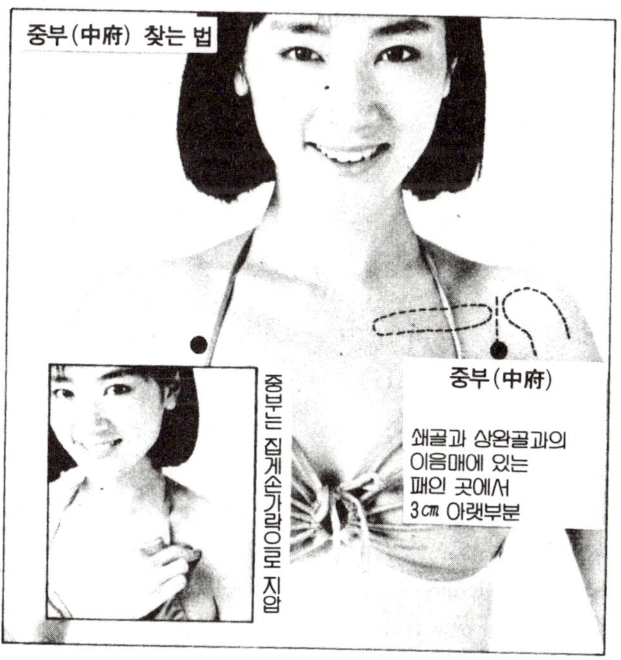

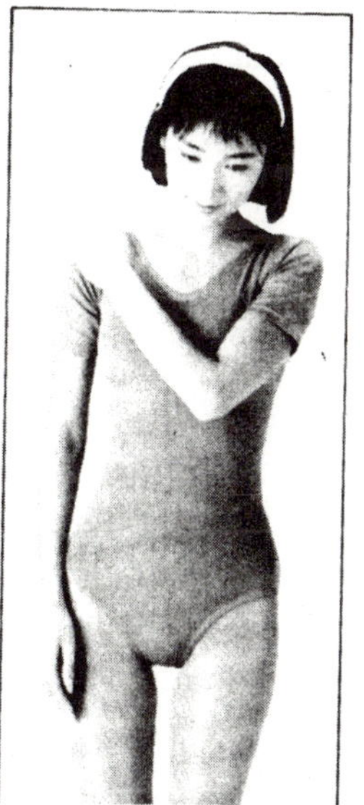

힘을 뺀 후, 반대쪽의
어깨에서도 마찬가지의
운동을 행한다.

12 마르고 싶은 부분만 가늘게 한다

등의 늘어짐을 제거하고 날씬한 선으로

몸의 어느 부분이든지 마찬가지이지만 근육이 쇠퇴하면 거기에 반비례하는 것처럼 피하지방이 늘기 시작한다. 등은 등줄기를 충분히 사용할 기회가 적은 만큼 근육의 쇠퇴가 특히 눈에 띈다.

이러한 등줄기의 쇠퇴는 평소부터 자세를 바르게 하는 것만으로 꽤 방지할 수 있는 것이다. 또 히프 업(hip up)의 항에서 소개한 엎드려서 머리와 다리를 동시에 올리는 운동도 등 근육의 강화에 도움이 된다.

여기에서는 그것에 덧붙이는 방법으로 등의 마사지를 소개하도록 하겠다.

등 마사지

등의 마사지는 다른 사람에게 부탁한다.

① 마사지를 받는 사람은 엎드려 눕는다.

② 마사지를 행하는 사람은 양손바닥을 등골의 양쪽에 대고, 위에서 아래를 향해 5~6회 문지른다.

③ 다음에 등골에서 약3cm 바깥쪽에 있는 등 근육을 엄지의 배로 주무른다. 엄지의 배로 작은 원을 그리면서 위에서 아래로 마사지를

해 준다. 마사지를 받는 사람이 기분 좋게 느낄 정도의 힘으로 행하는 것이 원칙이다. 반대쪽의 등 근육도 마찬가지이다.

④ 이번에는 옆으로 누워 견갑골의 안쪽 선을 따라서 집게손가락과 가운데손가락으로 원을 그리면서 위에서 아래로 마사지한다. 견갑골의 위치를 알기 어려울 때에는 팔꿈치를 펴고 팔을 움직이면 찾기 쉬워진다. 반대쪽도 마찬가지로 행한다.

이상의 마사지를 아울러 5~10분 간 행한다.

등의 급소 지압

마사지의 효과를 높이는 급소는 다음 두 가지이다.

급소 찾는 법과 누르는 법

폐유(肺兪)… 등골에서 손가락 폭 2개 만큼 바깥쪽으로, 목을 앞으로 굽혔을 때에 튀어나오는 가장 커다란 뼈에서 손가락 폭 2개 만큼 아랫부분, 즉 제3흉추와 제4흉추 사이의 높이가 된다.

심유(心兪)… 폐유(肺兪)에서 손가락 폭 4개 만큼 아래에 있다. 제5흉추와 제6흉추 사이의 높이가 된다.

격유(膈兪)… 심유(心兪)에서 수직으로 내려간 선과, 견갑골의 하선에서 연장된 선이 교차하는 부분이다.

어느 급소든 좌우 대칭으로 두 개씩 있으므로 지압을 하는 사람은 좌우의 엄지로 각각의 급소를 균등하게 지압해 준다. 손가락 끝에 체중을 실듯이 해서 몸 전체로 누르는 것이 능숙한 지압의 요령이다.

등 전체를 가볍게 문지른 뒤, 등골의 양쪽과 견갑골의 안쪽을 마사지한다.

●등의 늘어짐을 제거하는 마사지와 지압 ●

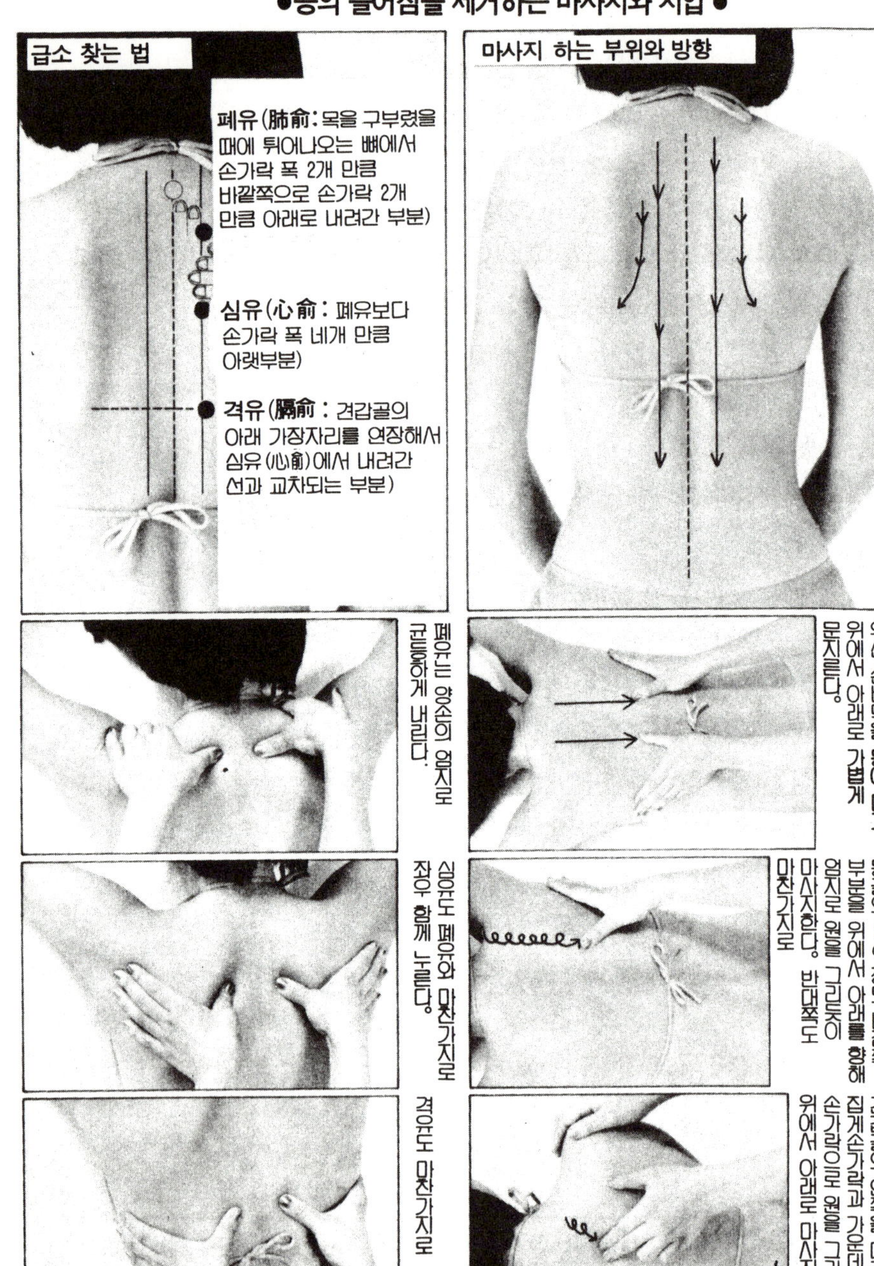

13 마르고 싶은 부분만 가늘게 한다

손가락을 가늘고 부드럽게 한다

몸의 근육은 언제나 바란스 있게 사용하면 지방도 붙기 어렵지만, 일상생활에서는 아무래도 언바란스한 사용법이 되기 쉽다. 일상생활에서는 목과 등을 뒤로 젖히는 일이 거의 없는 것을 보더라도 그것을 잘 알 수 있다. 손가락의 경우도 마찬가지로 엄지와 집게손가락은 자주 사용해도 새끼손가락과 넷째손가락에 힘을 넣는 경우가 거의 없는 것이 아닐까.

이러한 편중된 근육의 사용법이 피하지방의 침착을 초래하는 원인이 되기도 하는 것이다. 운동을 하면 이러한 언바란스를 시정할 수가 있다.

손가락을 가늘게 하기 위하여 다음과 같은 운동과 마사지를 실시하자.

손의 운동

① 5개의 손가락에 힘을 넣어 마음껏 벌린다.

② 이번에는 손에 힘을 넣고 힘껏 주먹을 쥔다. 이것을 지칠 때까지 반복해 준다.

간단한 운동같지만 진지하게 하면 상당히 피로해질 것이다. 끝났을 때에는 손이 따끈따끈하고 따뜻해질 정도로 혈행이 좋아진다. 어깨 결림의 예방과 치료에도 아주 잘 듣는 운동이므로 매일 아침에 1번, 침상에서 행하는 것을 일과로 삼으면 좋을 것이다.

손가락의 마사지

마사지로 손가락을 밖에서 자극해 주면 지방조직(脂肪組織)의 분해를 촉진시켜 준다.

① 엄지와 집게손가락으로 손가락이 시작되는 부분을 꽉 잡는다.

② 손가락을 잡아당기면서 손가락 끝을 향해 손가락을 잡았다가 놓는 동작을 반복한다. 손가락 끝이 혈액을 운반한다는 기분으로 행한다.

③ 마지막으로 손가락 끝을 쥐고 한번 잡아당기고 나서 탁 놓는다. 이렇게 하면 손가락 끝의 혈행이 즉시 좋아진다. 손가락 끝은 원래부터 피의 순환이 나쁘며, 그 때문에 지방의 대사도 저하되어 있다. 손가락의 마사지는 그 상태를 개선시켜 지방이 연소하기 쉬운 상태를 만들어 주는 셈이다.

④ 마사지가 끝났을 즈음해서 손톱이 나온 부분에서부터 2㎜ 아랫부분을 엄지와 집게손가락의 끝으로 꽉 눌러 준다. 1~2초 누르고는 떼는 것을 5~6회 반복한다.

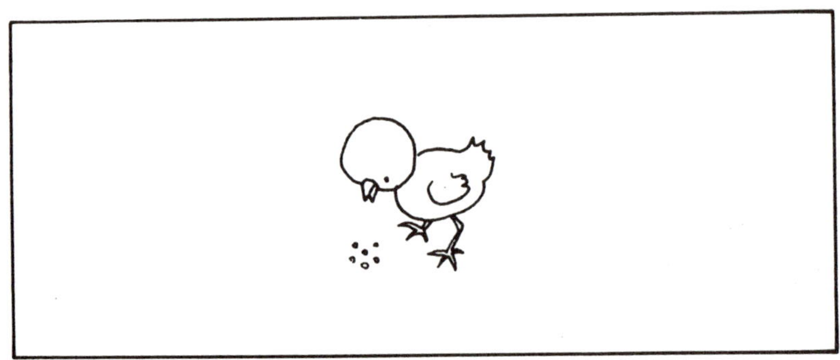

　이 방법은 급소 지압에 해당한다. 손톱이 난 끝에는 급소 중에서도 특히 효과가 좋은 '정혈(井穴)'이라고 총칭되는 급소가 있다. 마사지의 마무리에 이 급소를 지압하면 지방의 분해는 물론 전신의 건강에도 도움이 된다.

　이상의 마사지와 지압을 10개의 손가락 전부에 정중히 실시한다.

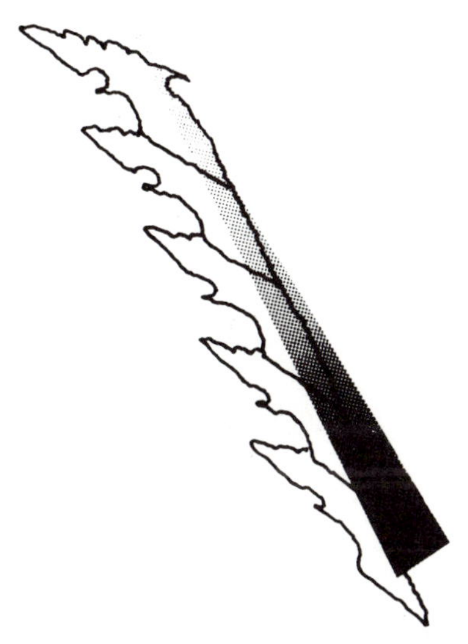

엄지와 집게손가락으로 손가락을 잡고 손가락 끝을 향해서 손가락을 잡았다가 떼는 것을 반복한다.

●손가락을 가늘게 하는 체조와 마사지 ●

손가락 마사지

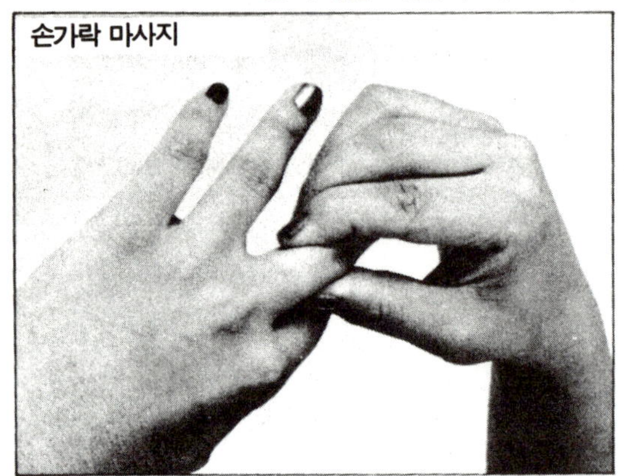

손가락이 시작되는 부분부터 손가락 끝을 향해서
집게손가락과 엄지로 손가락을 잡았다가 뗀다.

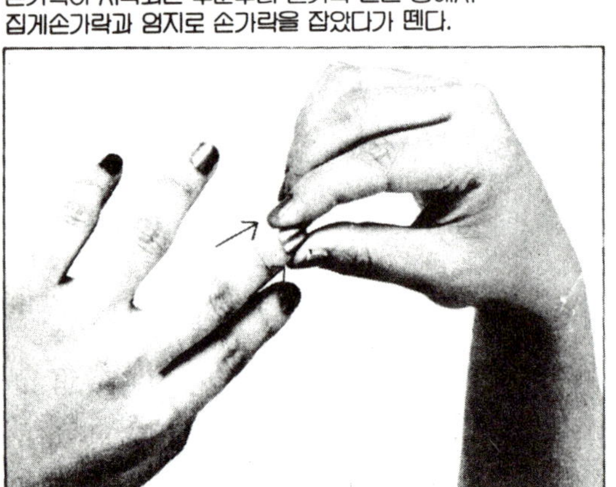

손가락 끝을 잡고 잡아당기고 나서 확 뗀다.

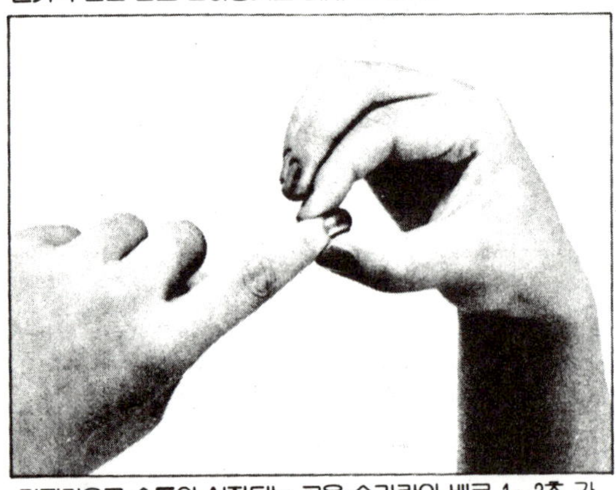

마지막으로 손톱이 시작되는 곳을 손가락의 배로 1~2초 간
꽉 누른다.

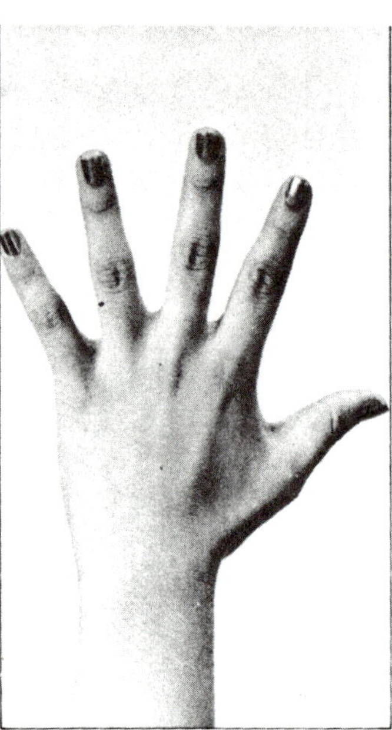

다섯 손가락을 동시에 힘껏 편다.

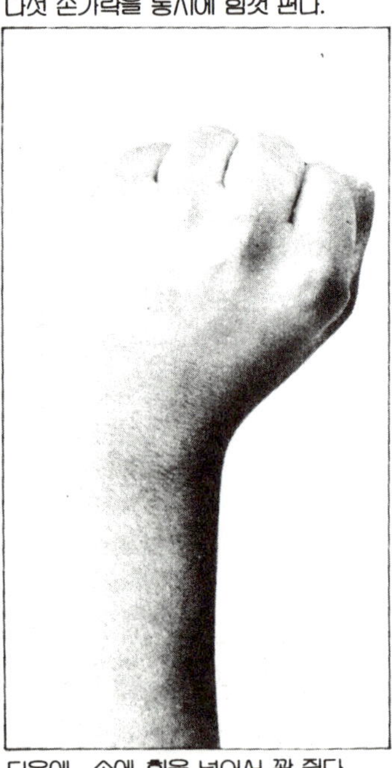

다음에, 손에 힘을 넣어서 꽉 쥔다.

굵직한 목을 날씬하고 가늘게 한다

목에는 원래부터 굵고, 가늘고 또 깊고, 짧다는 개인차가 있기 때문에 굵은 원인이 피하지방 때문이라고 하는 것은 곤란하다. 그 중에서도 군살이 붙기 쉬운 것이 목의 뒤쪽이다. 와이셔츠의 깃에 군살이 덮여서는 모처럼의 멋있는 남자도 볼품이 없게 된다.

여성이라도 마찬가지이다. 목은 얼굴의 일부라고 하더라도 좋을 정도로 미용에 미치는 영향은 헤아릴 수 없는 것이다.

또한 건강면에서의 마이너스 요소도 간과할 수 없다. 비만 자체가 성인병의 온상인 사실은 말할 필요도 없겠지만, 목이 파묻힐 정도로 지방이 붙으면 수면 중의 호흡까지 저해된다는 보고도 있다.

그리고 동양의학에서는 목이 지방으로 잘록해져서 깊은 고랑의 주름이 생기는 상태를 심장 비대(心臟肥大)의 징조라고 생각한다. 비만 자체가 심장의 부담을 크게 해서 비대를 일으키는 원인이므로 목의 군살을 그 지표로 삼았는지도 모른다. 어쨌든 목에 지방이 붙기 시작하면 금방 해소하도록 노력한다.

목의 운동

목의 근육을 움직이는 일이 군살을 제거하는 지름길이다.

① 등이 아플 정도로 목을 앞으로 깊게 구부린 다음, 될 수 있는 대로 뒤로 확실히 젖힌다.

② 다음에 목의 오른쪽 근육이 충분히 펴지도록 목을 좌로 쓰러뜨린다. 오른쪽도 마찬가지로 쓰러뜨린다.

③ 목을 크게 돌린다. 오른쪽과 왼쪽에 교대로 반복해 준다.

어느 것도 마찬가지의 운동이지만, 적당히 끝내지 말고 정중하게 실시한다. 언제 실시해도 상관없지만 목욕 중에 행하는 것이 가장 효과적이다.

목의 급소 지압

지압은 가장 군살이 붙기 쉬운 목의 뒤쪽에 있는 급소에 행한다.

천주(天柱)… 목의 뒤쪽에 있는 움푹 패인 곳의 바깥쪽에 있는 급소이다.

목의 뒤쪽을 만지면 중앙에 두 개의 굵은 근육이 있으며, 그 한가운데에 깊이 패인 곳이 있다. 이 패인 곳이 1.5~2cm 바깥쪽으로 치우친 부분으로 근육의 바깥쪽 옆에 있는 것이 이 급소이다. 누르면 압통이 있을 것이다. 이 급소를 양손의 가운데손가락으로 좌우 균등하게 지압한다. 10회 정도 리드미컬하게 2~3초 간 눌렀다가 떼는 동작을 반복한다.

천주와 함께 이중턱의 항에서 소개한 인영(人迎)을 지압하면 보다 효과적이다.

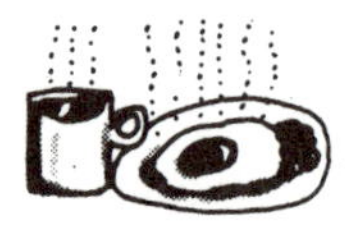

목욕 중에 목운동을 한다. 친숙한 운동도 확실히 하면 효과는 완전히 달라진다.

●목을 가늘게 하는 체조와 지압 ●

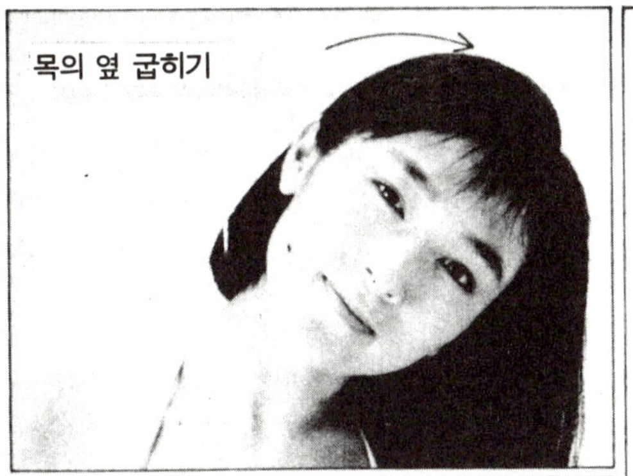

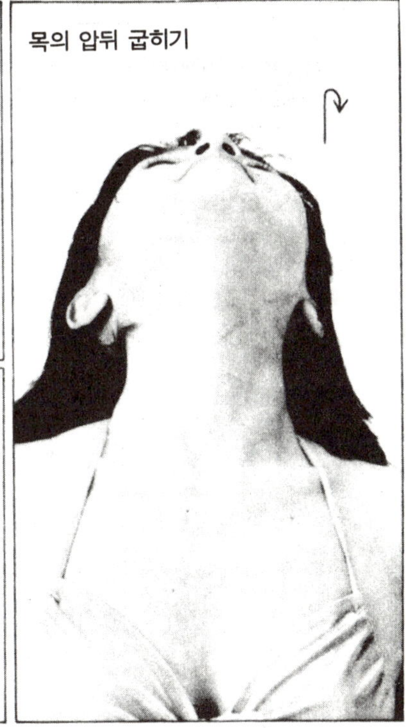

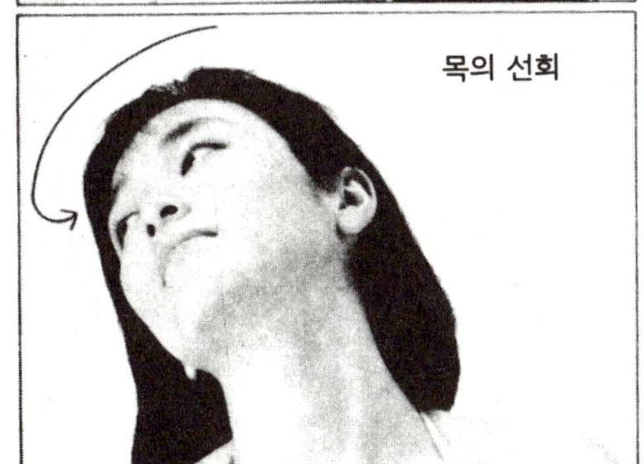

급소 지압 방법

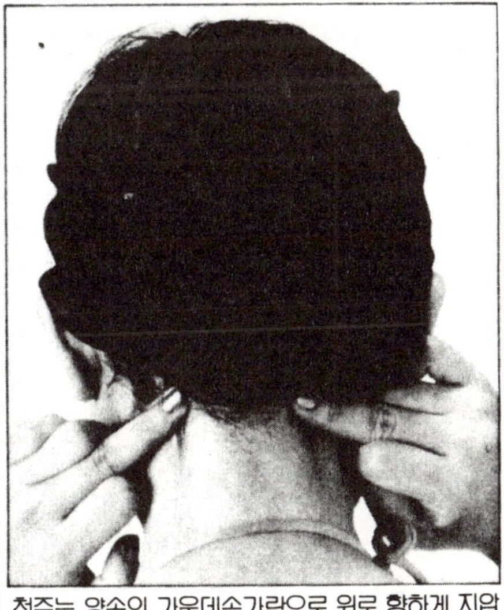

천주는 양손의 가운데손가락으로 위로 향하게 지압

마르고 싶은 부분만 가늘게 한다

발목을 꽉 다잡는다

호리호리하고 아름다운 다리를 일컬어 자주 영양과 같은 다리라고 한다. 그러나 다리는 단지 가늘 뿐만 아니라 각선미가 있는 것이 아름다움의 조건이다. 그 포인트가 발목으로 발목이 다잡혀 있으면 다소 굵은 다리라도 충분히 아름답게 보인다.

운동에 덧붙여 급소 지압으로 발목을 다잡아 주자.

발가락 운동

발가락을 움직이는 일로 발목의 근육을 다잡아 주는 운동이다.

① 다리를 펴고 앉아 발톱 끝을 될수 있는 대로 발등쪽으로 젖힌다.

② 다음에 발가락을 마음껏 아래로 굽혀 준다.

이 운동을 10회 반복한다.

발목의 회전

발목은 평소에 자주 사용하고 있는 것 같아도 관절을 한계에 이를 때까지 충분히 움직이는 일은 거의 없다. 손을 사용해서 충분히 움직여 주어 지방을 제거한다.

① 우선 다리를 엇걸고, 위에 얹은 쪽의 발가락 끝을 손으로 단단히 잡는다.

② 그대로 다리를 오른쪽과 왼쪽으로 10회씩 돌린다. 그것이 끝나면 반대 발로 마찬가지로 관절이 한계까지 움직이도록 천천히 크게 돌리도록 한다.

동시에 똑바로 서서 발가락 끝으로 섰다가 원래의 자세로 되돌아오는 운동을 10회, 뒤꿈치로 서는 운동을 10회 정도 겸해서 행하도록 하면 보다 효과적이다.

발목은 복부 등에 비교하면 지방도 단단하고 빠지기 어려운 경향이 있다. 운동은 정성들여 실시해야 한다.

발목의 급소 지압

한 차례 운동이 끝나면 이번에는 급소를 지압한다.

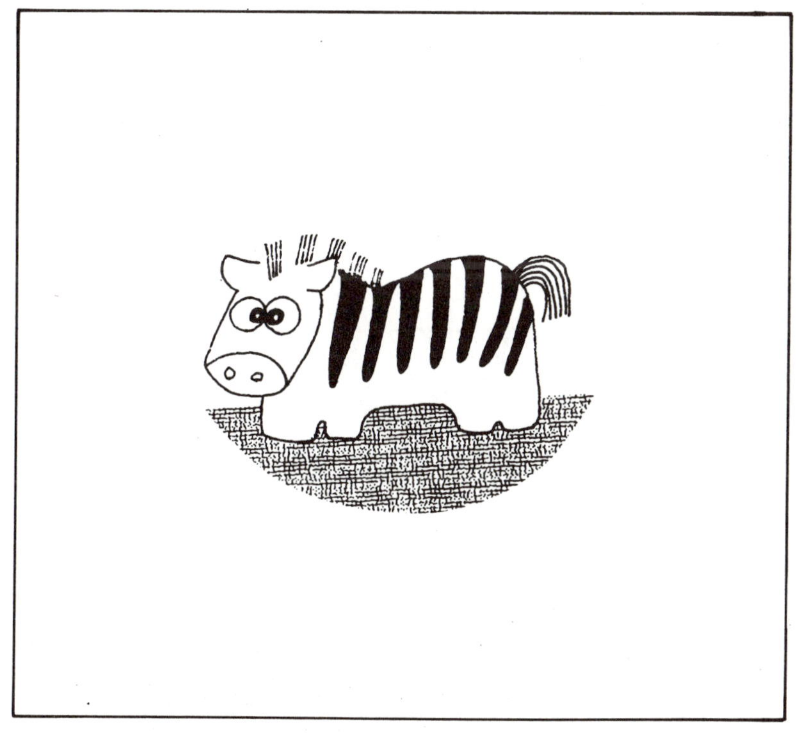

급소 찾는 법과 누르는 법

곤륜(崑崙)… 바깥 복숭아뼈의 뒤쪽에 있는 급소로, 요통에도 매우 잘 듣는 급소이다. 다리 바깥쪽의 복숭아뼈의 바로 뒤이며, 아킬레스건과 복숭아뼈의 사이의 패인 곳 부분에 있다.

다리의 아래쪽에서 손을 돌려 엄지로 10회 정도 지압한다. 지압의 세기는 2~3kg을 눈대중으로 하여 헬스메타를 눌러 연습해 두면 좋을 것이다.

태계(太谿)… 발목의 안쪽 급소이다. 다리의 안쪽 복숭아뼈의 바로 뒤에 있는 아킬레스건과 복숭아뼈 사이의 패인 곳 부분에 있다. 누르면 통증이 있으므로 이것을 눈대중으로 찾기 바란다.

다리 위에서 발목을 잡고, 엄지의 끝으로 10회 정도 리드미컬하게 지압을 한다.

살이 많이 쪄 있거나 다리의 부종에도 효과가 있다.

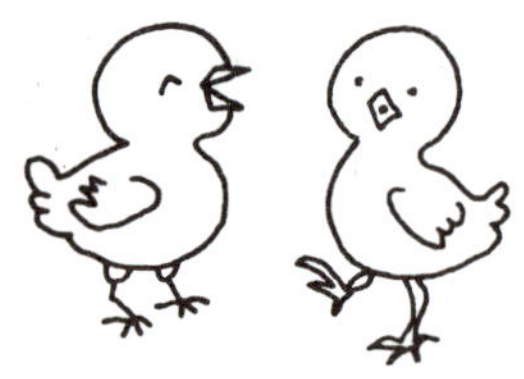

발의 발가락 끝을 등쪽으로 젖히고, 발목 회전을 정성들여 한다. 복숭아뼈 주변의 지압도 좋다.

●발목을 다잡는 체조와 지압●

발가락 운동

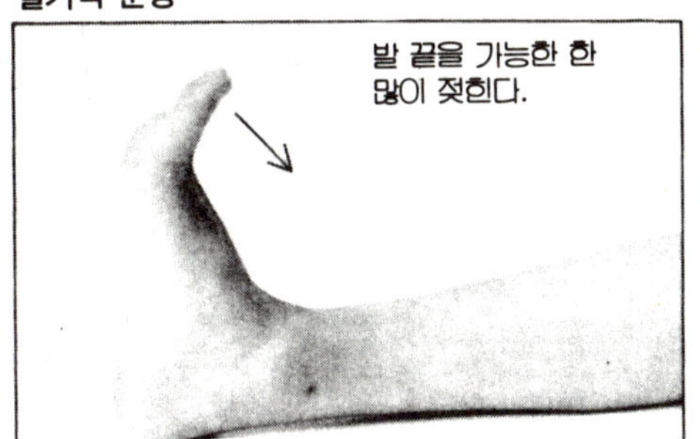

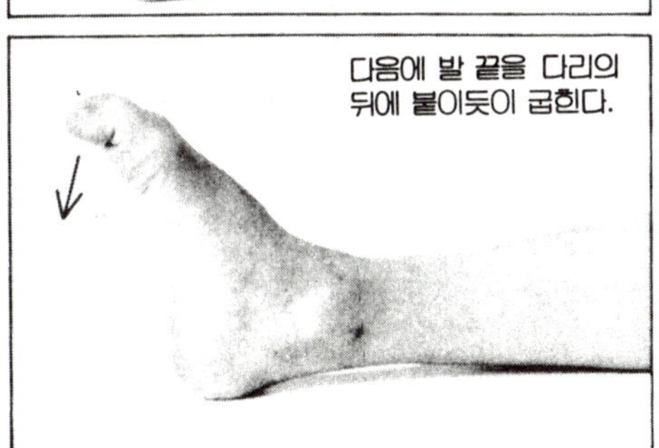

발목의 회전

의자에 앉아서
발가락을 손으로 잡고,
우로 10회
다시 좌우 10회씩
발목을 돌린다.

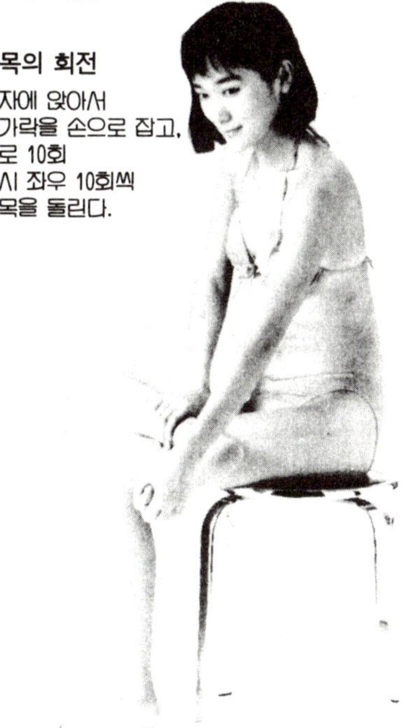

급소 지압 방법

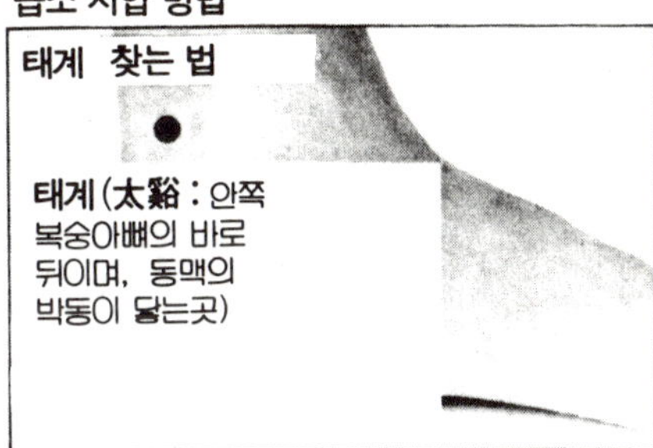

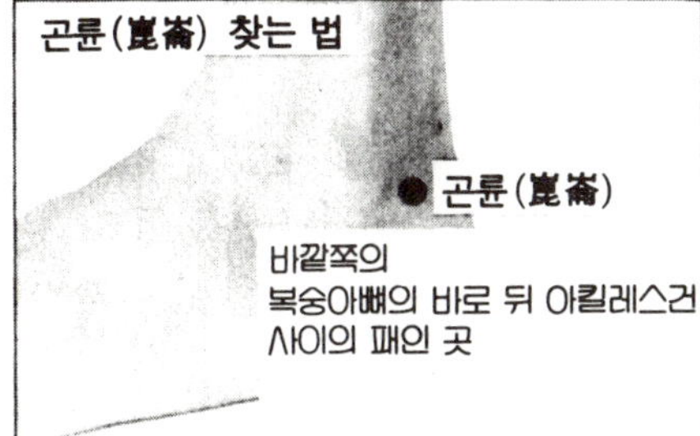

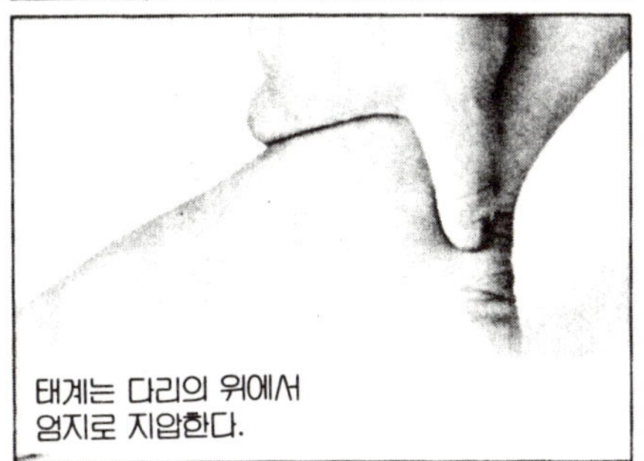

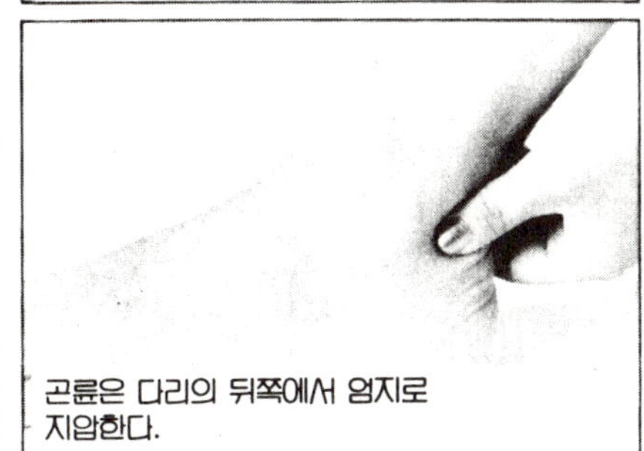

16 마르고 싶은 부분만 가늘게 한다

날씬하고 아름다운 종아리를 만든다

종아리는 배복근(腓腹筋), 넓적근 등 굵은 근육이 발달해 있기 때문에 피하지방이 붙기 어려울 것 같지만, 잡아보면 의외로 지방이 붙어 있는 것을 알 수 있다. 종아리의 굵기가 피하지방의 탓이라면 가늘게 할 여지는 충분히 있다.

우선 운동부터 시작하자.

발목의 상하운동

종아리의 운동은 근육이 시작되는 부분인 발목과 무릎 관절을 중점적으로 움직인다.

① 의자에 걸터앉아 다리를 발가락 끝까지 앞으로 똑바로 편다.

② 그대로 발목을 상하로 움직여 준다. 위를 향할 때에는 발가락 끝을 다리쪽으로 가능한 한 젖히고 나서 발가락 끝을 쭉 편다.

종아리의 근육이 조금 아플 정도가 딱 좋은 자극이다. 한 번에 10회 정도 실시하면 충분하지만, 언제라도 생각이 날 때 실시해 준다.

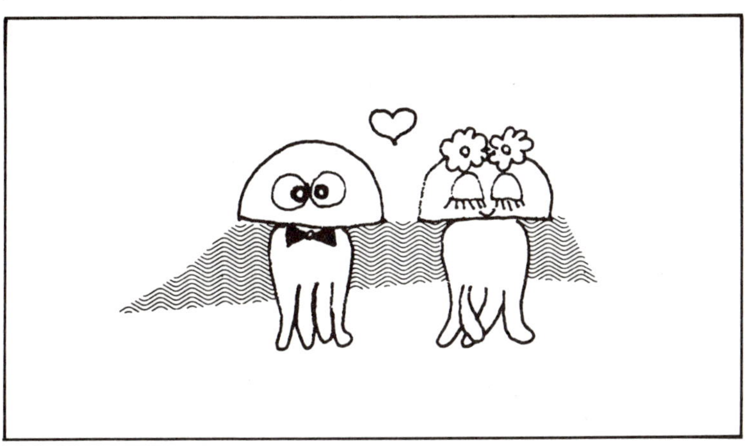

또 이 운동과 아울러 앉은 채로 다리를 흔들흔들 움직이면 무릎 관절의 운동이 된다.

종아리의 마사지

마사지는 지방의 분해를 촉진하고 다리의 부종이나 피로를 제거하는 효과가 있다. 목욕 후, 취침 전에 마사지하는 것을 일과로 삼자.

① 의자에 걸터 앉든지 바닥에 앉아서 무릎을 세우고 다리를 편히 한다. 근육의 긴장을 푸는 것이 요령이다.

② 다음에 목욕용의 부드러운 부러시나 손바닥으로 종아리를 발목부터 무릎을 향해 문질러 올린다. 손으로 실시할 경우는 양손으로 종아리 자체를 잡듯이 덮고 아래에서 위로 문질러 올려 준다.

③ 정강이 옆의 근육도 발목부터 무릎을 향해 문질러 올리는 것을 잊지 않도록 한다. 5~6회 반복한다.

④ 다음으로 걸터앉아서 실시할 때는 다리를 반대쪽 다리의 무릎에 얹어 편하게 한다.

⑤ 엄지와 4개의 손가락으로 종아리를 크게 잡고, 작은 원을 그리면서 마사지를 한다. 주로 엄지를 중심으로 종아리의 뒷면, 측면, 정강이의 옆을 아래에서 위를 향해 마사지한다. 전부 10회 정도 가볍게 실시한다.

종아리의 급소 지압

종아리의 중앙에 있는 승산(承山)이라는 급소를 사용한다.

승산(承山)… 무릎 뒤의 주름과 발목을 연결해 그 중앙에 있는 것이 이 급소. 종아리에 힘을 꽉 넣었을 때, 긴장해서 부풀어 오르는 근육이 시작되는 부분에 위치해 있다. 다리에 힘을 빼고, 엄지로 10회 정도 지압을 한다.

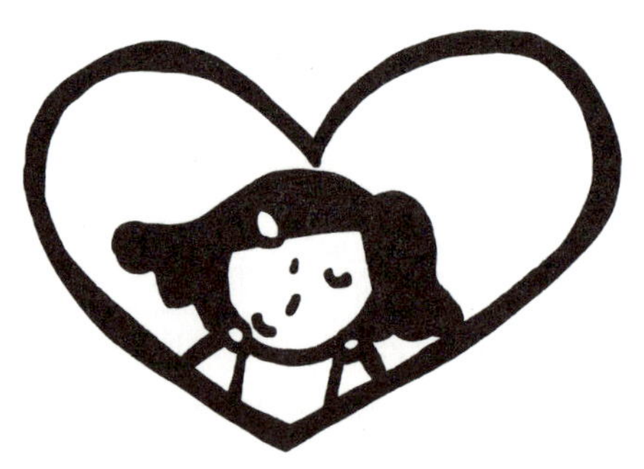

다리를 편히 하고 근육의 긴장을 풀며, 목욕용 브러시나 손바닥으로 마사지한다.

●종아리를 가늘게 하는 체조, 마사지●

체조 발목의 상하운동

의자에 앉아서 발 끝까지 발을 쭉 펴고,
발 끝을 젖힌다.

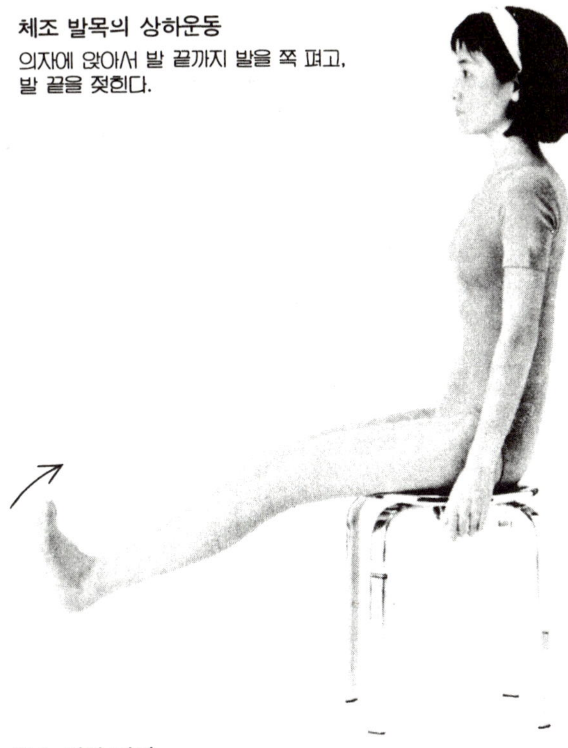

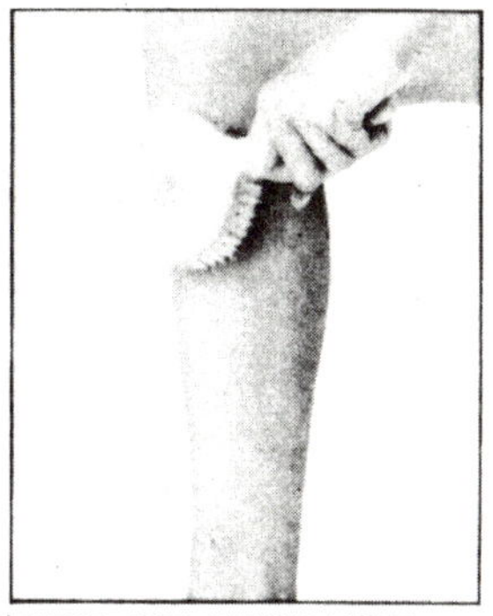

목욕용 브러시 또는 손바닥으로
종아리를 아래에서 위로 문질러
올린다.

정강이 옆도 아래에서 위로
문질러 올린다.

급소 지압 방법

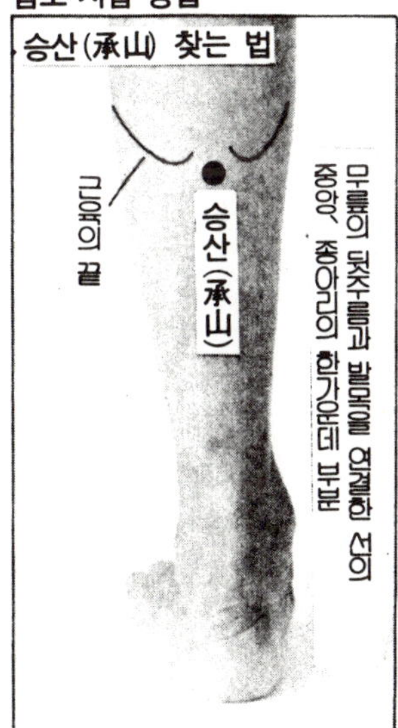

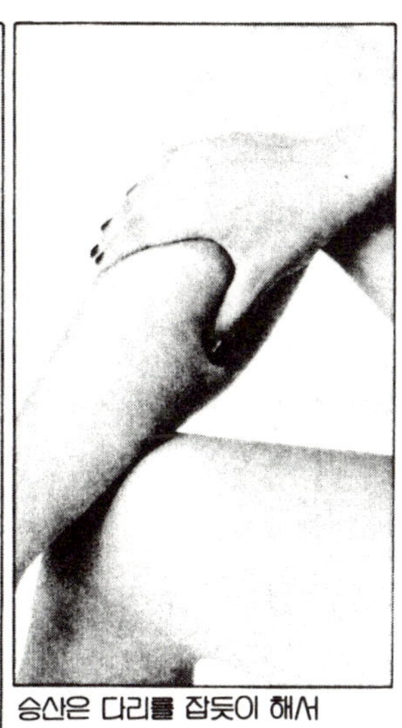

승산은 다리를 잡듯이 해서
엄지로 지압

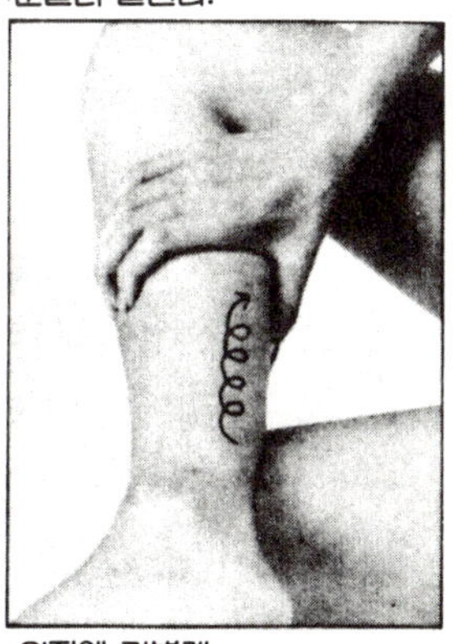

엄지에 가볍게
힘을 넣고, 종아리의 아래에서
위를 향해 원을 그리듯이
마사지한다.

11 마르고 싶은 부분만 가늘게 한다

가슴을 들어 올려 탄력있게 만든다

20세를 넘길 무렵부터 몸의 탄력성이 없어지기 시작하고, 또 그냥 방치해 두면 가슴도 처지기 시작한다. 풍만하고 탄력 있는 앞가슴을 만들려면 우선 가슴을 지탱하는 대흉근(大胸筋)을 강하게 하는 것이 중요하다.

기도 체조

대흉근(大胸筋)을 단련하는 운동이다.

① 등줄기를 펴고 자세를 바르게 한다.

② 가능한 한 팔꿈치를 당기고 양손바닥을 가슴 앞에서 합한다.

③ 합한 손에 힘을 꽉 쥐고, 그대로 이마 앞까지 천천히 팔을 올린다. 팔꿈치에서 아랫부분은 똑바로 한 채 위로 올려준다.

④ 이마 앞에서 2~3초 정지한 후, 힘을 뺀다.

이 운동을 10회 정도 반복한다. 손바닥에 힘을 넣을 때마다 대흉근이 긴장해서 단련된다. 마지막으로 힘을 빼는 것은 신선한 혈액을 근육에 보내는 효과가 있기 때문이다.

가슴을 펴는 운동

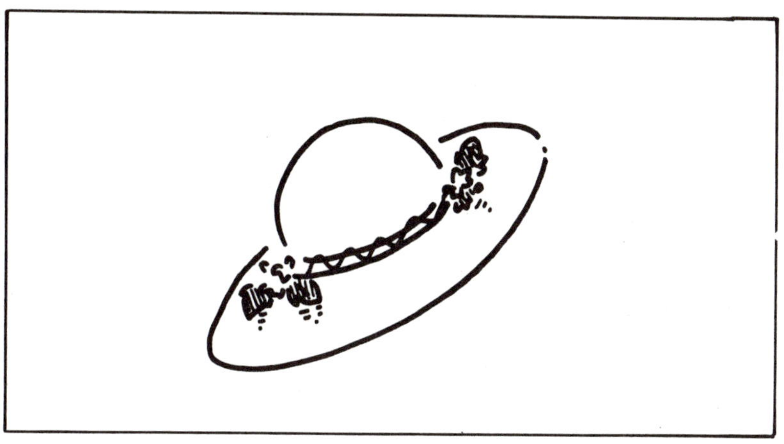

① 등쪽에서 손을 뒤로 돌려 깍지낀다.

② 그 손을 위로 올리고, 가슴을 마음껏 젖힌다. 역시 10회 정도 실시한다.

가슴의 마사지

마사지는 근육을 단련하고 가슴에 탄력을 갖게 하는 효과가 있다.

① 한쪽 가슴에 양손바닥을 대고, 우(右)에서 좌(左), 좌(左)에서 우(右)로 원을 그리며 문지른다. 양쪽 가슴에 행한다.

② 다음에 한쪽 손으로 가슴을 아래에서 위로 들어 올리듯이 마사지 한다. 반대손은 가슴 위치에 대고 가슴을 고정시킨다. 이상의 마사지를 2~3분 간, 목욕 후에 실시하면 좋을 것이다.

가슴의 급소 지압

가슴의 지압은 근육의 발달을 촉진하는 동시에 성호르몬의 균형을 좋게 해준다.

급소 찾는 법과 누르는 법

단중(膻中)…가슴의 중앙에 있는 급소이다. 양쪽의 유두를 연결한 선의 중앙으로, 흉골의 바로 위에 있으며 누르면 둔통이 있다.

여기를 집게손가락이나 가운데손가락으로 2~3초 간 눌렀다가 떼는 동작을 10회 정도 반복한다. '1, 2, 3'에서 누르고 '4'에서 떼는 요령이다. 자극을 깊게 침투시키기 위해서는 일정한 리듬으로 같은 세기의 자극을 반복하는 것이 중요하다.

신봉(神封)…단중과 유두를 연결한 선의 중앙에서 약간 아래로 내려간 부분이다. 역시 집게손가락이나 가운데손가락으로 10회 정도 누른다. 또 다른 한쪽도 잊지 말고 지압해 준다.

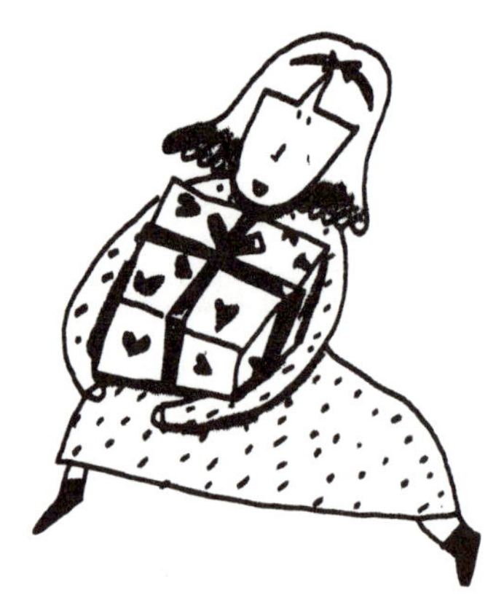

근육을 강하게 해서 가슴의 탄력을 되돌리는 마사지와 가슴의 지압을 맞춰 짠다.

●풍만하고 아름다운 가슴을 만드는 운동●

가슴을 펴는 운동

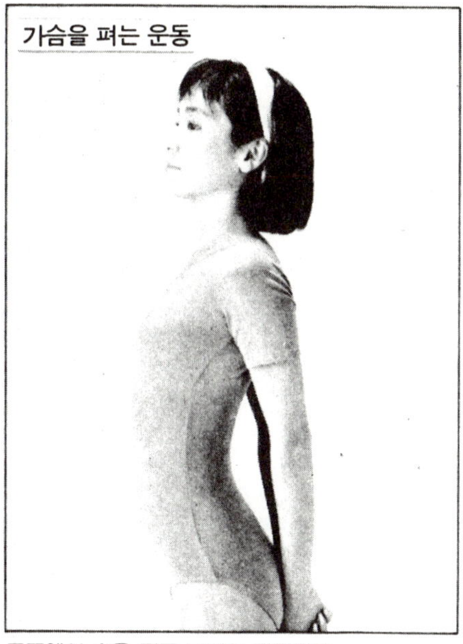

등쪽에서 손을 뒤로 보내서 깍지낀다.

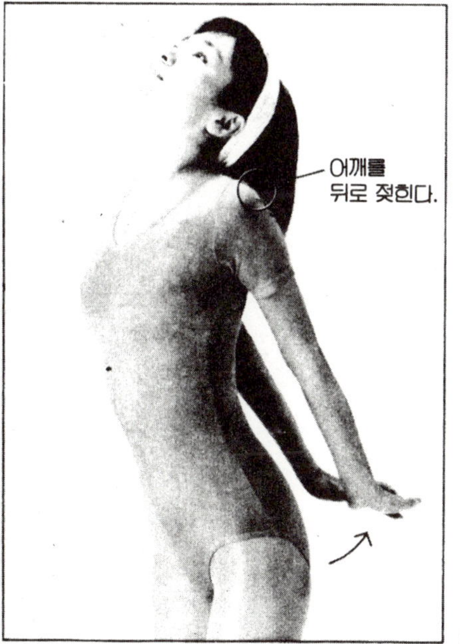

깍지낀 손을 끌어올려서 마음껏 가슴을 편다.

기도운동

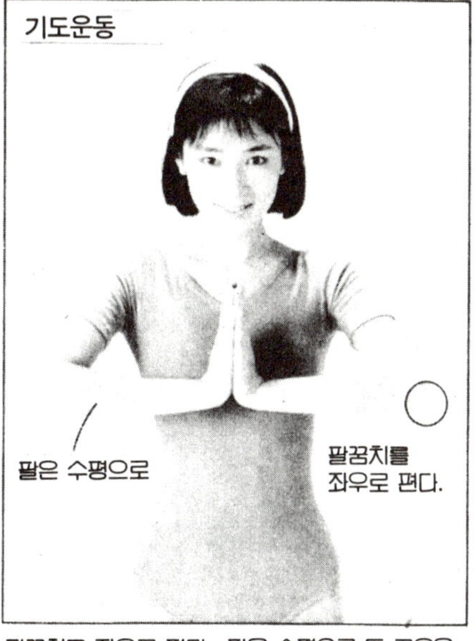

팔꿈치를 좌우로 편다. 팔을 수평으로 등 근육을
똑바로 펴고 팔의 앞에서 손바닥을 합친다.
그대로 합친 손바닥에 힘을 세게 넣는다.

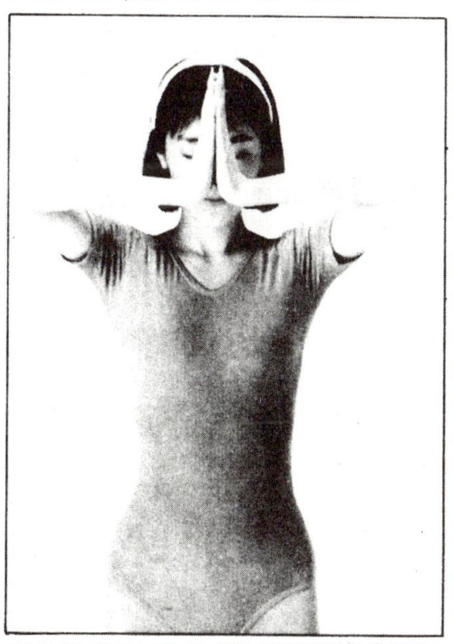

손바닥에 힘을 넣은 채 이마 앞까지 팔을 올린다.
2~3초 하고 나면 힘을 뺀다.

●가슴을 들어올려서 풍부하게 하는 마사지와 지압●

가슴 마사지

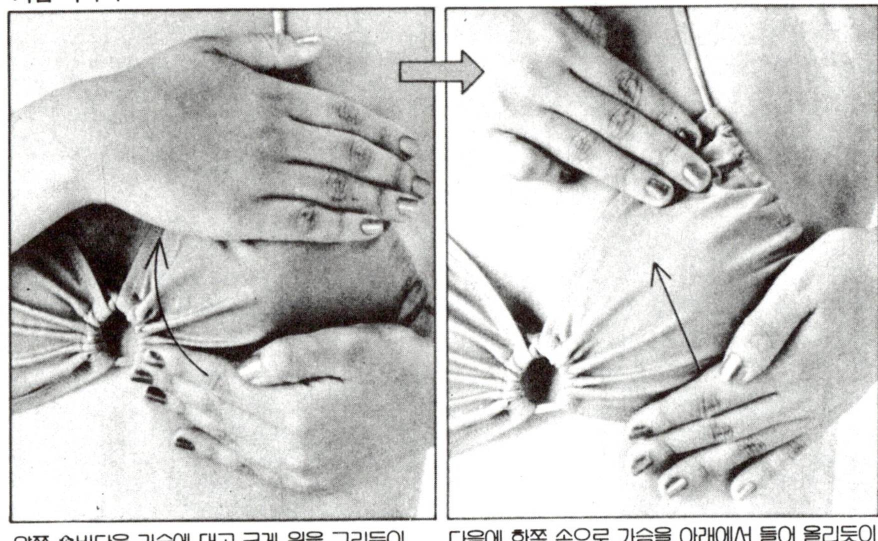

양쪽 손바닥을 가슴에 대고 크게 원을 그리듯이 마사지 한다.

다음에 한쪽 손으로 가슴을 아래에서 들어 올리듯이 마사지한다. 또 한쪽 손은 가볍게 가슴 위에 꼭 댄다.

가슴을 풍부하고 탄력 있게 하는 급소 지압

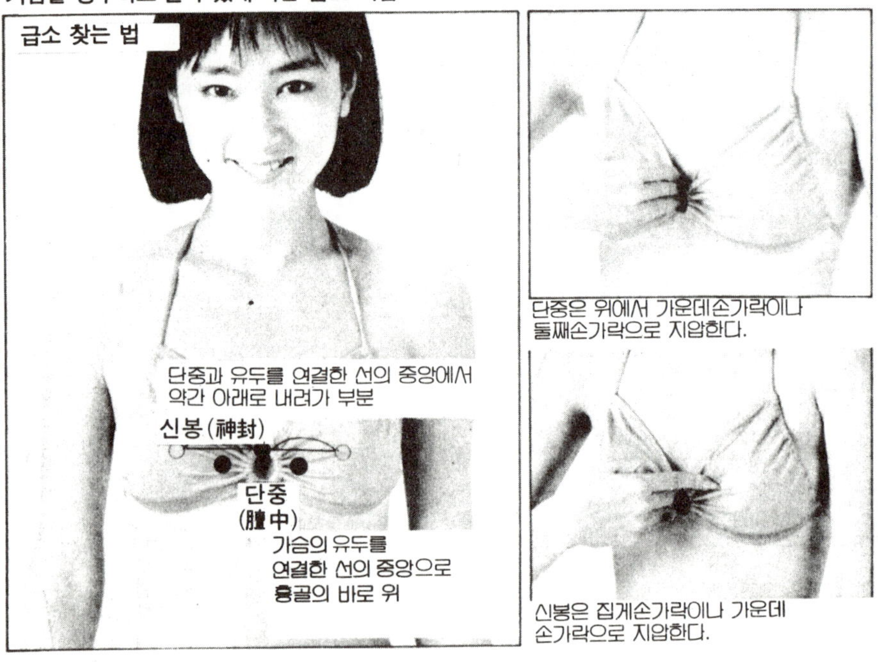

단중은 위에서 가운데손가락이나 둘째손가락으로 지압한다.

신봉은 집게손가락이나 가운데 손가락으로 지압한다.

이론편

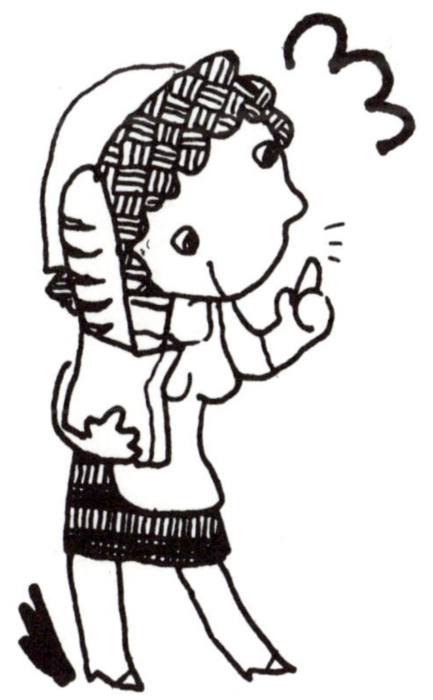

1 ／ 왜 마를 수 없는 것인가

식사제한이 전부라고
생각하고 있지 않은가

편히 마르고 싶은 것이
인지상정이지만……

체중이 걱정되는 사람은 지금까지 몇 가지의 감량법에 도전해 왔을 것이다. 칼로리 제한도 했으며, ○○식에도 도전했을 것이다……. 그런 만큼 마르고 싶은 기분은 강해지기 마련인데, 왜 언제나 실패의 반복이었을까.

가장 먼저 생각할 수 있는 것은 방법 자체에 잘못이 있었던 것이 아닌가 하는 일이다.

현재 세상에는 적어도 2000가지 이상의 마르는 방법이 있다고 말해지고 있다. 2000이나 된다는 사실 자체가 마르는 일이 얼마나 어려운가 하는 것을 증명하고 있다고도 말할 수 있을 것이다.

그러나 그 중에는 '차를 마시는 것만으로 마를 수 있다', '근육에 통전자극(通電刺激)을 가하면 자고 있기만 해도 점점 지방이 제거된다'는 등 상당히 대담한 방법도 포함된다.

근육을 전기로 실룩실룩 움직이게 할 정도라면 달리는 편이 훨씬 효과적이다. 마르는 차(茶)를 마시고…… 라는 것도 그야말로 차를 모독하는 정도로 무게 조절을 모르는 사고방식이라고 할 수 있다.

편히 마르고 싶다는 인정에 헛점을 이용하는 것과 같은 감량법에는 대개 거의가 전부 효과가 없는 것이 적지 않다. 그렇기는 커녕 잘못된 감량법은 때때로 두려운 결과를 초래하기도 한다. 수년 전에 구미를 중심으로 유행했던 저칼로리 단백질 다이어트도 그 하나이다. 미국의 FDA(식품·의약품국)은 적어도 15명이 이 다이어트가 직접적인 사인(死因)이 되어 목숨을 잃었다고 확인하고 있다. 체중이 줄더라도 몸을 버려서는 도대체 무엇을 위한 감량인지 알 수 없게 된다.

감량을 시작할 경우는 우선 잘못된 방법, 효과가 없는 방법에 현혹되지 않을 것과 그리고 아무런 노력도 없이 마를 수 있는 방법따위는 현실적으로 있을 수 없다는 것을 확실히 마음에 새겨두기 바란다.

식사요법으로 마를 수 있는 것은 5명에 한 사람

그러면 현재 의학적으로나 영양학적으로 효과가 뒷바침되고 있는 것은 어떤 감량법일까. 그것을 일람표로 한 것이 다음의 표이다. 의학적으로 가능한 방법이라고 하더라도 위(胃)와 장(腸)을 묶거나 수술로 지방을 제거하는 따위의 고육지책(苦肉之策)이라고는 하지만 상당히 이상한 방법도 있다. 소위 마르는 약 같은 것도 부작용 등의 위험성이 있는데 비해 엄청난 효과를 볼 수 있다는 것이 실정이다.

그래서 남는 것이 식사요법과 운동요법인데, 대개의 분들이 한 번은 도전해서 실패한 것은 역시 이 식사요법일 것이다. 게으른 몸에 채찍을 가해서 매일 운동을 하기 보다는 잠자코 먹는 양을 줄이는 편이 손쉽고, 게다가 효과가 크다고 생각하는 것도 무리가 아닌 이야기이다. 그러나 실제로 식사요법으로 마르는 것은 지극히 어려운 일이다.

식사요법은 섭취하는 칼로리를 줄여서 에네르기의 수지(收支)바란스를 마이너스로 하려고 하는 생각이다. 이것은 비만의 메카니즘으로 보더라도 이치에 맞는 방법이며, 너무 먹어서 뚱뚱한 사람에게는 어느 정도의 식사제한을 빠뜨릴 수 없다.

문제는 그 방법이다.

식사요법만으로 효율적으로 마르려고 하면 식사 제한은 저절로 엄격해진다. 1일 ○칼로리, 당질은 ○g 등, 1일 3회의 식사 때마다 체크하지 않으면 안될 뿐 아니라, 커피와 홍차를 마실 때에도 설탕의 양을 신경쓰지 않으면 안된다고 한다. 하지만 끊임없는 공복감과 욕구 불만으로 마음도 몸도 두 손 들어 버린다.

많은 사람이 식사요법에 몇 번이나 도전하면서 실패를 반복하고 있는 것은 '인간은 먹기 위해서도 산다'고 하는 원칙을 무시하고 있기 때문이다.

감량이 성공할지 어떨지는 영양학적인 뒷바침은 물론이거니와 인간의 심리에 주는 부분이 큰 것이다.

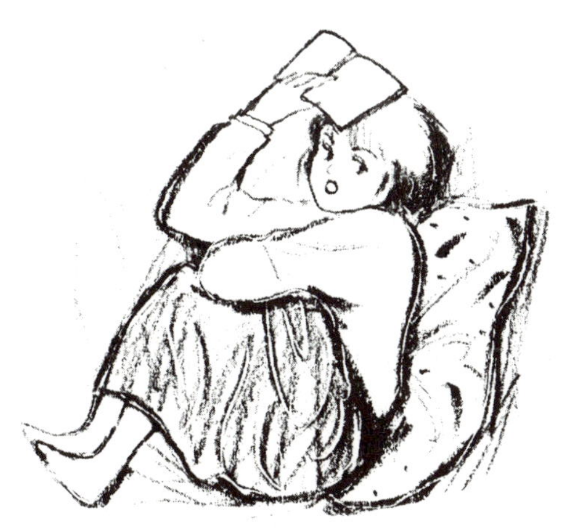

어떤 조사에 의하면 고도한 식사요법이 성공하는 율은 일반적으로 25% 전후로서 실제로 비만 치료를 행하고 있는 대학병원에서는 보통 식사요법이 15~20%에 지나지 않는다고 하는 수치조차 산출되어 나오는 것이다.

의사의 감독 아래 영양사의 지도를 받고 스스로도 식사일지를 쓸 정도로 힘껏 분발해도 감량에 성공하는 사람은 5명 중 1명이 있을까 말까하다고 하는 상태이므로 자기류로 엄격한 식사요법을 실시하더라도 성공이 의심스런 것은 당연한 이치이다. 이제까지 당신이 감량에 실패하고 있었던 것은 결코 당신의 노력 부족이 아니라 처음부터 방법에 무리가 있었던 것이다.

엄격한 식사요법으로는
비만을 근본적으로 단절시킬 수 없다

식사요법 일변도의 감량법이 실패하는 또 하나의 원인은 식사요법 자체가 근본적으로 비만을 해소하는 방법으로서 그다지 유효하지 않기 때문이다. 눈물겨운 노력으로 몇 kg인가의 체중을 뺄 수는 있었다 하더라도 또다시 원상태로 돌아가 버린다.

일시적으로 엄격한 식사요법을 실시해도 그것만으로는 비만의 근본적인 원인인 뚱뚱해지기 쉬운 환경과 체질을 충분히 개선할 수가 없기 때문이다.

살이 찌는 사람이란 반드시 그 식생활과 체질 속에 살이 찌는 원인을 포함하고 있는 것이다. 아침, 점심, 저녁의 식사보다 간식이 많았다거나, 스트레스성 먹기가 습관이었다거나 또는 자기 전에 야식을 먹었다거나 등등이다. 비만을 근본적으로 단절하기 위해서는 무엇보다도 이 식사환경과 비만 체질을 개선하지 않으면 안된다.

그러나 칼로리표 일변의 식사제한으로는 1개월이나 2개월은 참을 수 있어도 평생 지속하기는 곤란하다. 운좋게 단기간에 감량할 수

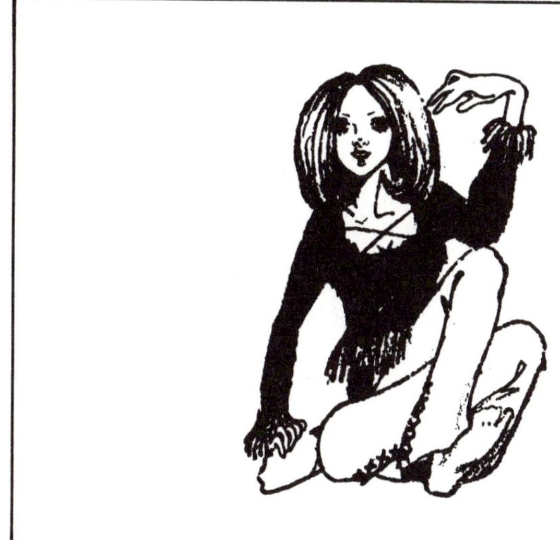

있었다 하더라도 또다시 원래의 뚱뚱해지기 쉬운 식생활로 돌아가 버리기 쉽기 때문이다.

체질의 개선도 하루 아침에 이루어질 수 있는 것은 아니다. 알레르기 체질을 1개월에 개선할 수 있다고 생각하는 사람은 없을 것이다. 그것과 마찬가지로 뚱뚱해지기 쉬운 체질을 개선하기 위해서는 어느 정도 장기간에 걸친 대책이 필요하다.

요컨대 비만 대책이라는 것은 오랫동안, 되도록이면 일생 동안 계속할 수 있는 것이라야 비로소 진정한 위력을 발휘하기 마련인 것이다.

이러한 장기전(長期戰)에 단기 결전형(短期決戰型)의 엄격한 식사 요법으로 맞서려고 하는 것이므로 도중에서 좌절해버리는 것은 당연하다.

그위에 또 하나, 식사제한이 초래하는 건강면에서의 손실도 간과할 수 없다. 엄격한 식사요법으로 단기간 내에 체중을 감소하는 것은 지금까지 많은 실험이 밝혀 내왔다. 그러나 그 내용을 검토해 보면 가장 중요한 체지방보다는 오히려 근육과 내장 등 몸의 실질부(實質部)를 감소시켜 버리는 일이 많았던 것이다.

확실히 지방도 어느 정도 줄지만 위와 장까지 위축되어 기능이 떨어지고 또한 근육이 쇠약해져 체력까지 떨어뜨려 버린다는 상태가 식사요법에 의해 마르는 실태라고 해도 좋을 것이다.

최근 여성들에게 늘어나고 있는 월경불순과 빈혈, 또한 신경성 식욕부진증도 그 원인을 캐면 엄격한 식사제한에 기인하는 수가 많다고 일컬어진다.

이상과 같은 점을 종합적으로 보더라도 식사요법 일변도로 마른다는 방법은 희생이 너무도 많다.

건강적으로 아름답게 마르고 비만과 인연을 끊으려면 어떻게 하면 좋을까? 여기에서는 운동을 중심으로 하고 식사요법을 종(從)으로 한 효율이 좋은 감량법을 소개해 가겠다.

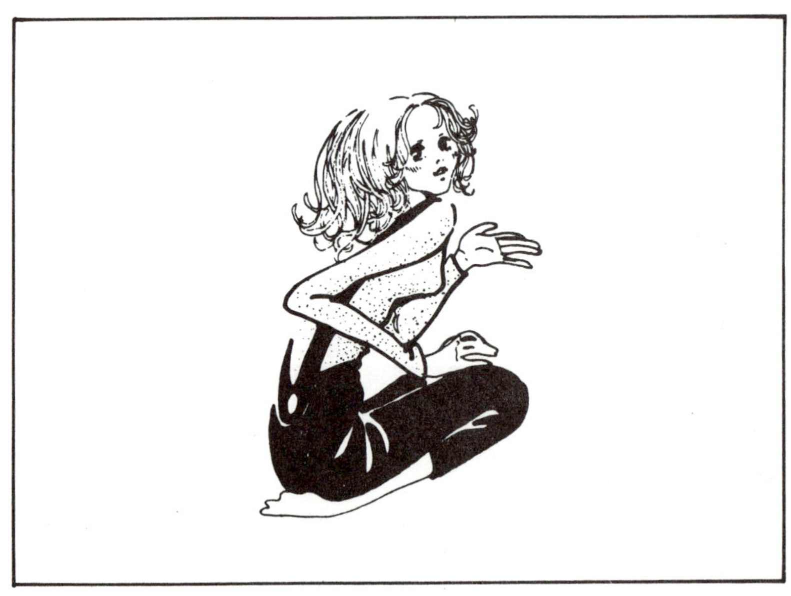

2 왜 마를 수 없는 것인가

'표준체중'을 지나치게 내세우고 있지 않은가

표준체중을 이상 체중이라고 생각하는 것은 잘못

너무 뚱뚱한 사람이 감량을 시작할 때, 우선 처음에 생각하는 것은 '나중에 ○kg 말랐다'고 하는 목표의 설정일 것이다. 뚱뚱한 사람이라면 '하다못해 표준체중까지라도 마르자'라는 것이 노력 목표가 된다고 생각한다.

표준체중까지 떨어뜨리면 비만이라는 말은 듣지 않을 것이며 건강면에서도 이상적(理想的)인 것이라고 생각하고 싶은 기분은 잘 알수 있다. 그러나 표준체중에 너무 구애되는 것은 오히려 감량에는 역효과인 것이다.

대개 최근에는 표준체중을 건강의 심볼, 이상적인 체중이라고 생각하는 것 자체가 의문시 되기에 이르렀다고 하는 것도 표준체중은 몸의 비만도를 재기 위한 교육지책 이외엔 아무 것도 아니기 때문이다.

비만하다거나 너무 뚱뚱하다는 것은 어디까지나 몸에 전하는 지방의 양이 너무 많은 것을 가리키고 있다. 그러므로 보디빌딩으로 몸을 단련한 사람, 수영으로 몸을 단련한 사람 등은 설령 신장에 대한 체중의 비율이 높더라도 비만이라고는 하지 않는다. 체중을 늘리고 있는 것은 지방이 아니라 근육이기 때문이다.

'비만'이란 보통 몸에서 지방이 차지하는 비율이 30%(개인차가 크지만 보통 사람은 15~20% 정도)를 넘는 사람을 가리키고 있다. 그러나 이 지방의 양을 측정하는 것이 어려운 일이다. 최근에는 CT 스캔이나 특별한 도구로 피하지방의 두께를 재는 방법도 개발되어 서서히 정확한 '비만도'가 파악되고 있지만, 아직 가정에서 간단히 행할 수 있는 단계까지는 이르지 못했다.

그래서 편의적으로 이용되고 있는 것이 신장에 대한 체중의 비율을 지표로 한 표준체중인 것이다. 이 표준체중을 조금이라도 정확히 하기 위해 이제까지 몇 개인가의 표준체중이 개발되어 왔다. 그러나 그 어느 것도 일장일단(一長一短)이 있으며, 일정한 방식은 확립되어 있지 않다.

아마 여러분에게 친분이 깊은 것은 (신장－100) × 0.9라는 방법일 것이다. 이것은 부로카 변법이라는 표준체중법으로, 우리나라에서 자주 사용되고 있는데, 신장이 큰 사람에게는 무르며, 적은 사람에게는 엄격하다고 하는 결점이 있다. 신장이 작더라도 내장과 뼈는 일정한 중량을 가지는데 부로키 변법에서는 신장에 관계없이 일률적으로 체중을 산출해내기 때문에 신장이 적은 사람일수록 실질적으로는 마르기를 '강요'받아 버리는 것이다.

이와 같이 표준체중법은 하나의 기준에 지나지 않으며, 개개의 비만도를 정확히 파악하는 것은 아닌 것이다.

이상체중은
자신의 감각으로 파악하는 것

표준체중이 의문시되게 된 또 하나의 이유는 표준체중으로는 그 사람의 건강도를 파악할 수 없기 때문이다.

어느 정도의 체중이 적당한가 하는 것은 어디까지나 '건강을 위해

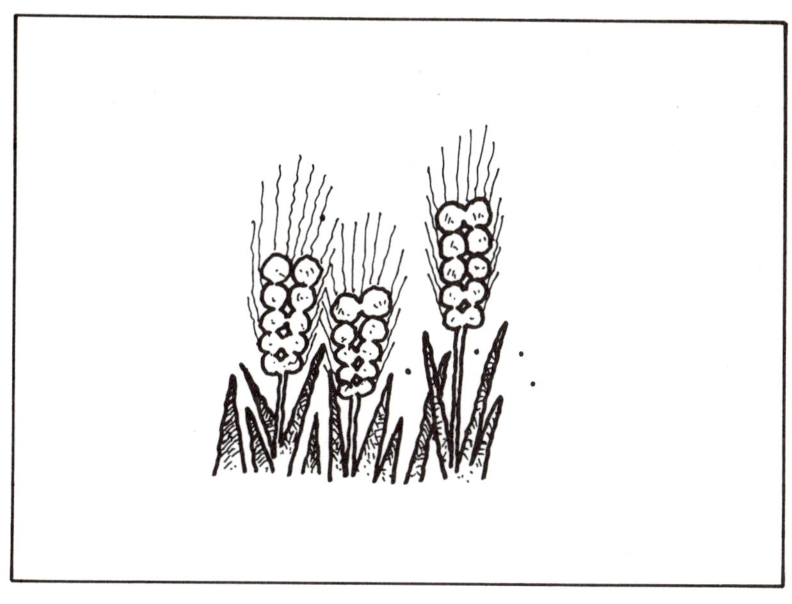

서'라는 전제가 있기 때문에 결정되는 것이다. 그러므로 표준체중으로 딱 좋다는 사람이 있는가 하면, 그것보다 무겁거나 가벼워도 좋다는 사람도 당연히 있기 마련이다. 활기차게 생활할 수 있으면 그것으로 좋은 셈이므로 각자에 따라 요구되는 체중이 다른게 당연한 것이다.

계단을 올라가서 후후, 하는 사람은 너무 살이 쪘다고 할 수 있지만, 역으로 너무 말라도 괴로우며 의욕도 잃어버린다. 자신의 상태에 맞는 체중인지 어떤지는 신장과 체중의 비율에서 산출해낼 수 없는 문제이다.

표준체중이 결코 건강한 체중이라고 할 수 없다는 것은 실제의 조사결과에서도 알게 되었다. 한 기관에서 실시한 조사에서는 표준체중인 사람보다는 오히려 10% 정도 오버한 듯한 노인쪽이 오래 산다는 데이타가 나와 있다.

이러한 것으로부터 현재로는 표준 체중은 어디까지나 평균치이며, 각 개인에게 있어서는 기능적으로 좀더 좋은 체중이 별도로 있다고 생각할 수 있게 되어 왔다. 그것이 지적체중(至適體重) 혹은 이상체중(理想體重)이라고 불리는 개인적 체중이다.

감량에서 목표해 주기 바라는 것도 이 자기 자신에게 맞는 이상체중이다. 표준체중을 목표로 노력하더라도 그 때문에 체력이 저하되거나 걸으면 숨이 차거나 해서는 좋은 방법이라고 할 수 없다. 몸이 가볍게 다잡아지거나, 그래서 체력이 충실하고 내장과 근육, 몸 전체가 컨디션 좋게 일할 수 있는 체중이야말로 당신이 목표로해야 할 이상체중이다.

그러면 이 이상체중은 무엇을 기준으로 판단하면 좋은가. 이것은 미리 ○kg이라고 결정할 것이 아니라 당신 자신의 감각으로 파악해야 할 것이다. 예를 들면,

● 역이나 회사에서 빠른 걸음으로 걸을 수 있는가
● 계단을 올라가서 숨이 차지 않는가
● 몸이 무겁다고 느끼는 일은 없는가
● 아침에 깨기가 힘들다거나, 쉽게 피로하지 않는가
● 어디까지 갔다올 적에 피곤하거나, 시간이 걸리거나 또는 쉬고 싶어지는 일은 없는가
● 전철 안에서 서있을 기운이 있는가
등등 컨디션을 기준으로 생각할 수 있다.

현재 뚱뚱한 사람은 이러한 일을 고생없이 할 수 있는 체중을 목표로 감량을 해준다. 또 이러한 증상이 나오기 시작했으면 표준체중이나 그 이하의 체중이라도 요주의이다.

계속해서 운동을 실시하면 이러한 몸의 변화를 빨리 알아차릴 수 있는 이점이 있다. 몸을 움직이는 일로 몸상태의 호부조(好不調)를 즉각적으로 알 수 있는 것이다. 체조선수와 발레리나가 1kg의 체중 증감에도 민감하게 반응을 하는 것은 몸 자체가 스포츠이기 때문에

자신의 이상체중을 확실히 깨닫고 있기 때문이다.

표준체중에 지배된 감량은 체중계의 바늘의 움직임에 일희일우(一喜一憂)하고, 감량을 너무 초조하게 생각해서 실패하기도 한다. 그것이 정도가 심해져서 신경성의 거식증(拒食症)에 걸리는 일이 없다고도 할 수 없는 것이다. 체중계는 어디까지나 기준, 감량에서 중요한 것은 자기 자신의 감각이라는 것을 잊지 말아 주기 바란다.

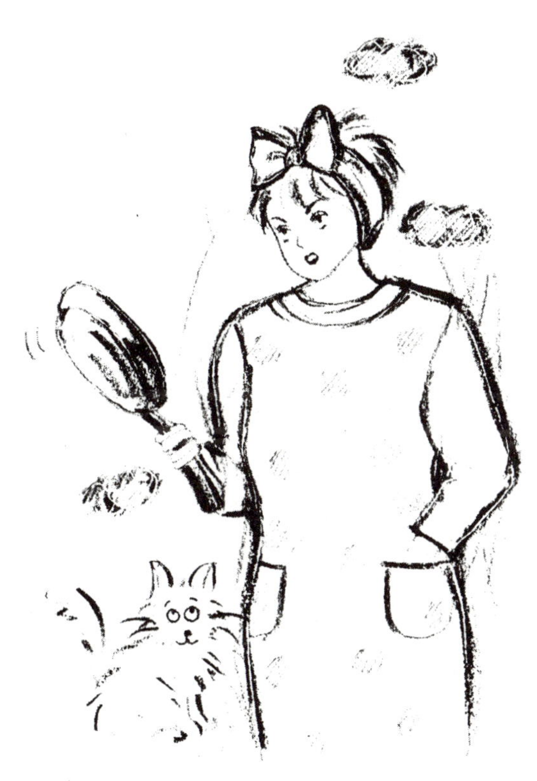

잘못 투성이인 '마르는 상식' 총체크

고기와 생선을 경원시하는 사람은 마를 수 없다

고기와 생선은 몸에 영양(榮養)을 붙이는 것이라고 하는 인상이 있는 탓인지 감량이라고 하면 야채로 공복을 때우고 고기와 생선은 경원시하는 사람이 많은 것 같다. 마치 단백질만 빼버리면 마를 수 있다고 생각하고 있는 모양이다.

그러나 한창 칼로리 제한을 할 때에 단백질을 삼가하는 것은 완전히 잘못이다. 섭취하고 있는 칼로리를 억누르고 있기 때문에 그야말로 단백질을 이전보다 많이 섭취하지 않으면 안되는 것이다.

식사요법에서 가장 애로가 되는 것은 제일 중요한 지방만이 아니라 근육과 내장 등 몸을 구성하고 있는 단백질(체단백)까지 감소시켜 버리는 것이다. 이것은 체지방과 마찬가지로 섭취한 단백질이 식사의 에네르기 부족을 메꿔주기 위하여 에네르기로 전환해 버리기 때문이다. 요컨대 몸의 피가 되고 살이 되어야 할 단백질이 에네르기로 없어져 버리는 셈이다. 이것을 방지하기 위해서도 단백질을 충분히 섭취하지 않으면 안되는 것이다.

그것도 타이밍이 있다. 단백질은 저녁 식사에 섭취하는 것이 가장

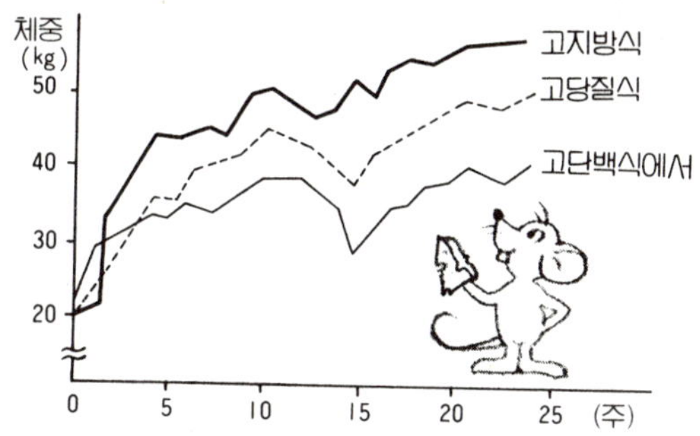

음식물의 질에 의한 체중 증가의 비교

단백질을 듬뿍
섭취하는 편이 지방과 당질 중심의 식사에 비해
살찌지 않게 한다.

효율적이다. 왜냐하면 체단백의 합성을 촉진하는 성장 호르몬은 야간 수면 중에 왕성히 분비되기 때문이다. 저녁에 고기와 생선, 두류, 치즈, 계란 등 양질의 단백질을 충분히 섭취하는 것은 체단백이 삭감되는 것을 방지하고, 감량을 순조롭게 진행시키기 위해서 가장 적당한 타이밍인 것이다.

게다가 단백질은 우선 다소 많이 섭취하더라도 살이 찔 위험이 없다. 마르기 위해서는 당질과 지방을 삼가한 식사를 해야 한다. 특히 저녁식사에서 섭취하는 당질과 지방은 체지방으로 변환되는 율이 높으므로 과잉섭취는 삼가해야 할 것이다.

동료와 서로 격려하는 감량은
오히려 실패의 원인

우리나라 사람에게는 옛날부터 단체로 행동을 하면 무서울 것이 없다고 하는 이상한 신앙이 있는 것 같다. 감량의 경우도 혼자서 괴로워 할 것이 아니라 친구와 서로 격려하고 함께 행하는 것이 성공의 비결인 것처럼 말해지고 있다.

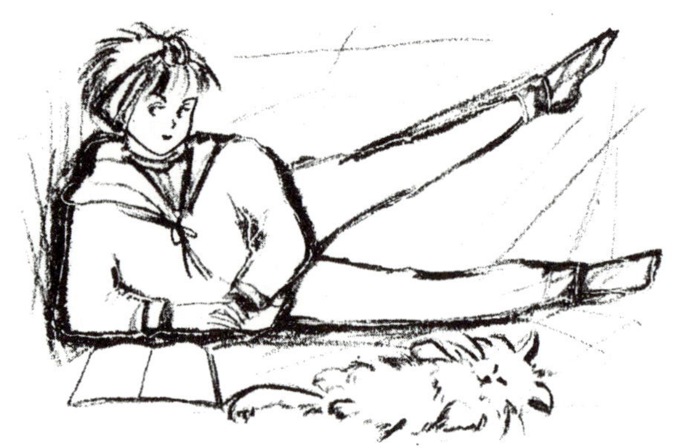

그러나 특히 감량에 관해서는 이렇게 여럿이 함께라는 방법은 결코 좋은 방법이 아니라고 생각한다. 그 사람이 바라는 이상체중도 다른 것이며 거기에 이르기까지의 감식(減食)의 페이스와 운동의 페이스도 각자 몸의 상태와 대조해가면서 진행시켜야 할 것이다. 그것을 동료끼리 사이좋게 같은 페이스로 하는 일따위는 도대체가 불가능한 일이다.

설령 함께 시작했다 하더라도 상대의 페이스가 심히 신경이 쓰이기 마련이다. '저 사람은 이미 3kg이나 줄었는데 나는 아직 1kg', '당신이 조깅을 1시간 하고 있다면 나도 함께 해요'라고 하는 상태로, 아무래도 경쟁심이 나타나 버린다. 그리고 결국은 어느 쪽인가 엄격한 쪽, 체중의 감소가 큰 사람 쪽의 페이스에 맞춰 버리게 되는 것이다.

자신의 몸을 남의 상태라는 자로 재고 있는 셈이므로 이래서는 감량이 스무스하게 될 리가 없다.

감식이 오래 가지 않았다거나, 몸의 상태를 무너뜨리거나 또는 돌연 심한 운동을 해서 부상을 입는 일도 있을 것이다. 모처럼 개개인에게 맞는 이상체중을 구해서 감량을 시작한 것이므로 감량의 페이스도 자기 방식을 일관해 주기 바란다.

남과 함께가 아니면 뭔가 되지 않는다는 것은 필경 무른 생각이다.

자신의 식생활을 하나에서부터 개선해 생활 중에 운동을 리듬으로 끼워넣는 일은 하나의 생활혁명이기도 한 것이다. 그것을 이루었을 때에는 인생을 대하는 방법도 변할 것이다. 분발해서 감량을 하는 것이므로 성공을 하여 근사한 충실감을 맛볼 수 있는 그러한 감량이기를 바라마지 않는다.

'세 끼를 반드시 먹으시오'는
결코 올바르지 않다

'1일 세 끼를 거르지 않고 식사를 하지 않으면 몸에 나쁘다', '식사 횟수를 줄이면 오히려 살이 찐다' 따위의 설이 있기 때문에 감식하는 일을 망설이고 있는 사람도 많다고 생각한다.

식사 횟수를 줄이더라도 두 끼로 그만큼 충분한 만큼의 칼로리를 취하면 당연히 뚱뚱해진다.

문제는 같은 칼로리의 식사를 세 끼 취한 경우와, 두 끼 취한 경우에 차이가 있는가 어떤가 하는 일이다. 이 점에 관한 결론은 현단계에서는 아직 확실히 나와 있지 않다.

쥐의 실험에서는 식사 횟수(정확히는 쥐의 경우 식사 시간)을 줄이면 확실히 체지방의 합성이 활발해진다. 그러나 동시에 체지방을 분해하는 계통도 활발하게 기능하기 시작하므로 그것이 어떻게 될는지는 그 경우, 경우에 따라 바뀌게 된다.

살이 찌는가, 찌지 않는가를 결정하는 커다란 요인은 어디까지나 섭취한 칼로리와 소비한 칼로리의 균형에 있는 것이다.

우리는 현재 하루 세 끼라는 식습관을 식생활로서 도입하고 있다. 그러나 이것을 모든 사람에게 똑같이 적용시키는 것은 개인차를 완전히 무시한 방법이다. 운동량, 작업량, 체격, 연령이 다르면 당연히 필요한 칼로리도 다르다.

하루 두 끼로 충분한 사람이 어린 시절과 마찬가지로 세 끼를 꼬박꼬박 먹으면 아무래도 뚱뚱해진다. 중년에 살찌는 것이 그 전형(典型)이라고 해도 좋을 것이다. 몸의 기초대사량이 떨어지고, 책상에서의 일 등으로 운동에 사용하는 에네르기가 줄었는데도 여전히 젊었을 때와 같이 세 끼를 꼬박꼬박 먹고 있는 것이므로 살이 찌는 것은 당연하다. 옛날과 먹는 양은 변함이 없는데, 뚱뚱해진 것은 어째서인가 라고 이상해하는 사람은 자신이 소비하는 에네르기량이 줄었다는 사실을 잊고 있는 것이다.

책상에 늘 붙어 있는 중장년 샐러리맨이나 '세 끼 낮잠'의 주부로 현재 살이 찐 사람은 주저하지 말고 하루 두 끼로 바꾸는 편이 좋을 것이다.

하루 두 끼로 섭취 칼로리를 줄이는 편이 식사 횟수에 구애받기보다 훨씬 직접적이고 장점이 있다고 생각되기 때문이다.

'심한 운동일수록 쉽게 마른다'는 커다란 잘못

100m를 전력 질주하거나, 웨이트 리프팅(Weight lifting)으로 몸을 단련하거나, 심한 운동은 시간당의 에네르기 소비량이 크므로 아무래도 감량효과가 큰 것처럼 보인다.

그러나 마르는 일이 목적이라면 심한 운동은 그다지 효율적이라고 할 수 없다.

마르기 위한 운동 선택의 포인트는 '유산소운동(有酸素運動 ; 에어로빅)'인가 어떤가 하는 것이다. 산소가 없으면 지방을 연소시키는 일을 할 수 없기 때문이다.

그러나 웨이트 리프팅과 같은 힘쓰는 타입의 스포츠나 100m 달리기와 같은 순발력을 사용하는 운동은 순간적인 에네르기를 필요로 하기 때문에 산소를 사용하지 않고 근육에 저장된 글리코겐만을 에네

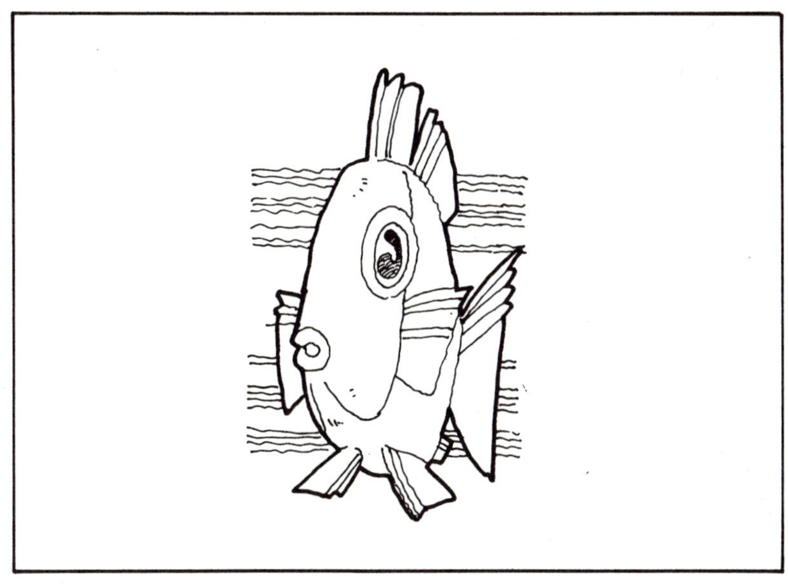

르기로 삼는다. 웨이트 리프팅 선수의 근육이 울퉁불퉁하고, 늠름한 몸매를 하고 있는 것은 글리코겐의 저장량이 늘고 근육 하나하나가 커져 있기 때문이다.

이에 비해 지구력을 필요로 하는 운동은 장기전으로 혈액으로부터 산소를 취하고 지방을 연소시켜 에네르기로 삼는다.

혈중(血中) 산소를 사용하기 때문에 순환계(循環系)가 단련되어서 심장과 폐의 기능이 높아진다는 일석이조(一石二鳥) 효과도 얻을 수 있다.

지구성 운동에는 조깅, 수영, 줄넘기, 사이클링, 산보, 에어로빅 댄스 등이 있지만, 그중에서도 권할 수 있는 것이 조깅과 수영이다.

수영은 헤엄치고 있는 사이에 반드시 입을 크게 벌리며, 깊은 숨을 들이마신다. 이것은 산소를 점점 들이마시고 있는 증거이다. 헤엄칠 때에도 경영(競泳)과 같이 피치가 빠른 수영은 호흡 횟수가 적기 때문에 천천히 하는 것이 적당하다.

또 이제까지 운동을 한 적이 없는 사람이 갑자기 빠른 속도로 조깅을 하면 100m 달리기를 하는 것과 똑같게 되어 버린다. 게다가 부상도 걱정된다. 유연체조 등으로 몸을 만들고 나서 천천히 달리는 연습을 하고, 몸이 익숙해진 뒤에도 페이스를 빠르게 하지 말고 달리도록 하자.

낮의 TEA타임에
섭취하는 단 것은 걱정없다

감량 중에 아주 좋아하는 케익이나 아이스크림을 참는 것 만큼 괴로운 일은 없다. 단 음식은 혈당치(血糖値)를 올리고 몸에 '먹었구나'라는 충족감을 주기 때문에 그것이 없어졌을 때의 몸의 갈망도 큰 것이다.

그런데 막상 감량을 시작하여 우선 10명 중 9명까지는 설탕을 철저하게 끊어버리려고 한다. 이 금기를 깨면 자기 혐오에 빠지든가 '이미 감량따위는 그만두었다'가 되든가 어느 쪽일 것이다.

그러나 그렇게 완고하게 설탕을 거부할 필요는 없다. 먹는 타이밍만 고려하면 단 것도 비만의 걱정 없이 즐길 수가 있기 때문이다.

다음 페이지의 위그림은 쥐에게 한편은 휴식 전, 한편은 활동 전에 설탕을 먹이고 그후 혈중에 포함된 중성지방(中性脂肪 ; 군살의 원료가 된다)의 양을 조사한 것이다.

그 결과, 설탕을 먹은 뒤에 휴식을 취하면 지방으로 전환되기 쉬워지지만, 설탕을 먹은 뒤에 활동을 하면 설탕이 에네르기로 돌리는 율이 높아지며 지방이 되는 율이 낮아진다는 것을 알 수 있다.

이것을 인간에게 적용시키면 저녁식사와 자기 전에 설탕을 섭취하면 혈중의 중성지방이 늘어나서 자고 있는 사이에 피하지방이 늘지만, 아침식사와 점심식사, 더욱이 낮동안이라면 단 것을 먹는 것에 그다지 신경쓸 필요는 없다고 하는 사실이다. 설탕을 섭취한 후에

혈중중성 (血中中性) 지방에 대한 설탕의 섭취 타이밍의 영향 (랏트)

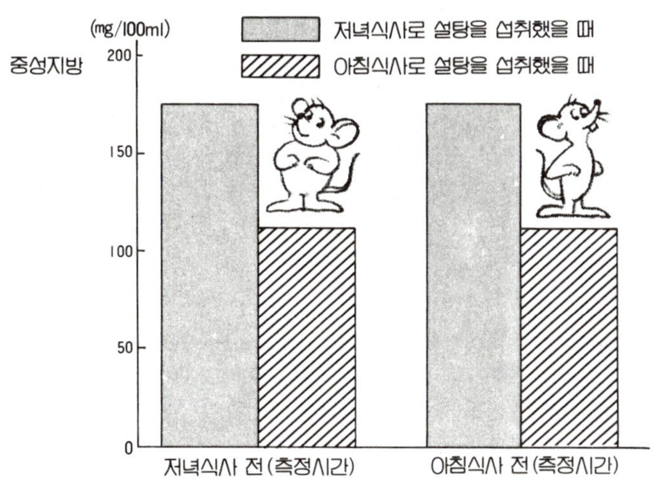

밥은 인슐린을 적게 올린다

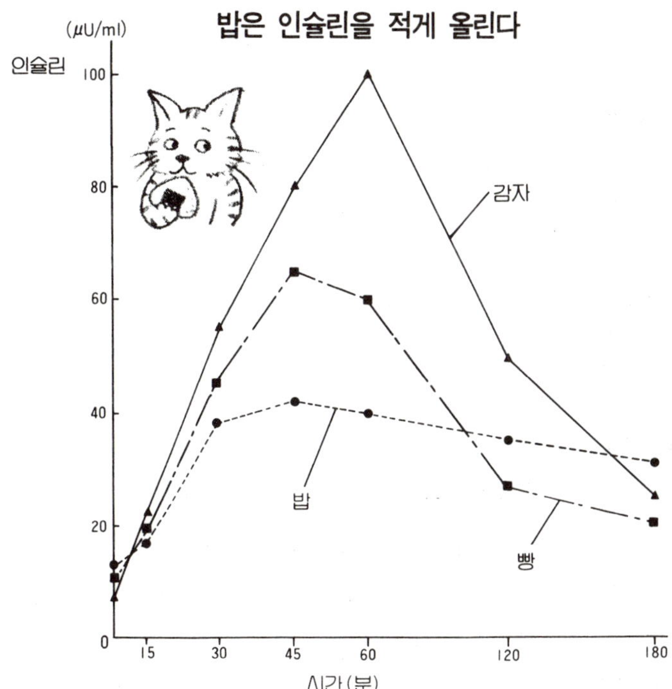

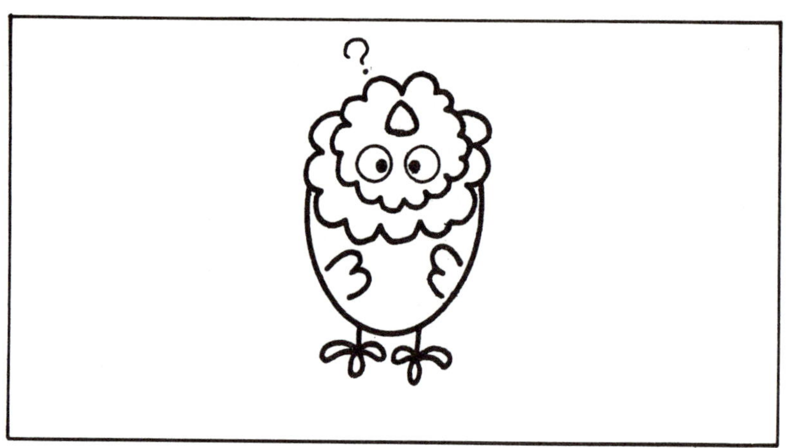

몸을 움직이면 설탕이 중성지방으로 되는 율이 낮고, 에네르기로 분해되어 버리기 때문이다.

또한 매일 운동을 하고 있는 쥐는 운동을 하지 않는 쥐에 비해 여분으로 설탕을 30%나 먹고 있어도 혈중의 중성지방이 낮게 유지된다는 것을 알 수 있다.

요컨대 운동을 계속하고 있는 사람은 보통 사람보다 설탕이 지방으로 변하기 어려운 것이다. 게다가 먹는 타이밍을 생각해서 단 것은 오후의 커피 타임까지 즐기고, 그 만족감을 원동력으로 하여 몸을 차츰 움직이고 있으면 살찌는 것으로 연결되기 어렵다는 것이다.

아이스크림분 만큼 운동으로 칼로리를 짜내는 일은 간단한 것이다

따뜻한 밥이야말로
이상적인 다이어트식

다이어트라고 하면 누구나 밥을 식탁에서 추방하려고 한다.

여분의 탄수화물이 군살의 재료가 되는 것은 틀림없는 사실이지만, 그렇다고 해서 밥을 따돌리는 것은 잘못 생각한 것이다.

대체로 감량의 목적인 지방을 효율 좋게 연소시키기 위해서는 탄수

화물이 어느 정도 없어서는 안된다. 지방의 대사에는 아무래도 탄수화물(상세히 말하면 탄수화물의 분해물)이 필요하기 때문이다.

그 중에서도 밥은 다음과 같은 점에서 가장 이상적인 다이어트식품이라는 것을 알 수 있다.

같은 탄수화물 식품이긴 해도 밥과 빵, 감자는 먹은 뒤의 체내 반응이 p76 아래 그림과 같이 달라진다. 밥은 분비되는 인슐린의 양이 적으며, 그 커브도 온건하다. 그것에 비하면 빵과 감자는 인슐린이 상당히 많이 나오며, 감자에 이르러서는 빵의 2배 이상의 인슐린이 분비된다.

인슐린은 탄수화물을 에네르기로 바꾸는 중요한 호르몬인데, 한편으로는 지방의 합성을 촉진한다. 그러므로 인슐린의 분비가 적다고 하는 것은 그 만큼 지방의 합성이 활발하지 않고 살이 찌기 어렵다는 증거인 셈이다. 다이어트를 하려면 빵과 면류, 감자류, 옥수수 등보다는 밥이 가장 적합하다고 할 수 있다.

단 똑같은 밥이라도 이것을 풀과 같이 으깨서(분식 ; 粉食)먹으면 감자와 같이 인슐린의 분비가 는다. 밥은 역시 따끈따끈하게 막 지은 것이 가장 좋다.

감량은 여름에 시작하는 것이
가장 편하고 효과도 크다

'여름의 한창 더위에 감량이라니 녹초가 돼버린다', '감량은 늦은 봄이나 가을, 몸의 상태가 좋을 때 시작하는 편이…….'

지금까지 감량은 기후가 좋을 때를 봐서 행하는 사람이 많았던 것은 아닐까. 그런데 실은 가장 괴로울 것처럼 보이는 여름이야말로 감량을 시작하는 절호의 기회인 것이다.

식사요법에서 괴로운 것은 뭐니뭐니해도 먹고 싶은 것을 먹을 수 없다는 일이다. 그런데 여름엔 더위 때문에 보통이라도 식욕이 떨어

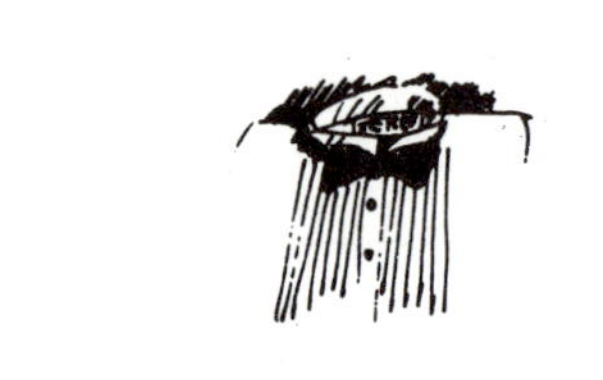

진다. 소위 여름을 탄다거나, 더위를 먹는 일로 고생하지 않고, 식욕이 억제되는 사정이 좋은 계절이다.

그런 상태에서는 몸을 망치는 것이 아닌가 하고 걱정하는 분들도 있을 것이다. 그러나 그것은 언제나 검소한 식생활을 계속하고, 복날에 사철탕을 먹는 것이 최고의 영양 보급원이었던 시절의 이야기이다. 오히려 식생활이 너무 풍부한 현대에는 여름의 더위를 이용해서 식욕이 자연히 억제되는 정도가 꼭 좋을 것이다.

현대인에게 비만이 늘어나는 것은 식생활이 풍부해진 데에 가세해서 냉방기의 보급으로 여름이라도 식욕이 떨어지지 않게 된 것에 하나의 요인이 있는 것이다. 살이 찌지 않는 식생활을 확립하려면 우선 여름 동안에 그 기초를 만들어주는 것이 가장 간단하고 효과적이다.

또한 마르기 위해서는 어쨌든 몸에서 땀을 내야 한다. 땀을 내면 몸에서 수분을 내보낼 뿐 아니라 땀과 함께 몸의 에네르기가 점차 연소되고 있다는 것을 의미한다.

다행히 여름은 꼼짝 않고 있더라도 땀이 나는 계절이다. 여기에서 조금만 몸을 움직여 운동을 하면 땀이 보통의 몇 배나 나와서 에네르기의 소비도 훨씬 높아진다. 식사요법이든 운동이든 여름은 덥기 때문에 효과가 급증하는 것이다. 여름의 더위를 충분히 이용해서 편히 체중 감소를 도모하도록 한다.

살찌는 구조,
마르는 메카니즘

인체의 자동조절 장치는
식욕에는 작동하지 않는다

'왜 나만 살이 찌지?'

뚱뚱한 사람이라면 한 번 정도 반드시 질문하고 싶어지는 의문이 아닐까?

비만에는 극히 드물지만 병을 배경으로 한 것(2차성 비만)도 있는데, 95% 이상은 단순 비만이라고 일컬어지는 타입이다.

단순 비만은 음식물에서 섭취하는 에네르기와 소비 에네르기의 불균형이 원인으로 남은 에네르기가 조금씩 축적되고, 오랫동안 몸을 뚱뚱하게 해가는 것을 말한다. 원인은 식욕의 과잉과 운동부족의 두 가지이다.

우리들의 몸이 필요 이상의 에네르기를 요구하는 것은 왜일까?

동물에게는 본래 생체항상성(生體恒常性 ; 호메오스타시스)이라는 기능이 갖추어져 있다.

콜레스테롤의 섭취량이 많으면 간장(肝臟)에서의 콜레스테롤 합성이 떨어지고, 기온이 상승하면 땀을 흘려 체온을 일정하게 유지하려고 한다. 즉, 인체에는 항상 일정한 상태를 유지하려고 하는 자동

장치가 갖추어져 있는 것이다.

음식물에 관해서도 비타민이 부족하면 과일을 먹고 싶어지며, 피로해서 혈당치가 내려가면 어떤 좌당(左黨)이라도 단 것이 먹고 싶어진다. 이러한 몸에 부족되어 있는 것을 섭취하여 균형을 유지하려고 하는 것도 일종의 호메오스타시스의 기능이라고 해도 좋다고 생각한다.

이 장치가 칼로리의 출입에도 작동하면 뚱뚱한 사람이 더욱 뚱뚱해져 버리는 일따위는 없을 것이다. 그러나 현실로는 '배가 고프다'고 하는 몸의 명령에 따르고 있자면 결과는 배반을 당하게 되고, 칼로리의 과잉이 되어 버린다.

인체의 호메오스타시스는 유감스럽게도 체중의 조정에는 제대로 작동해주지 않는 것이다.

공복(空腹)을 호소하는 뇌와
만복(滿腹)을 알리는 뇌

그러면 식욕은 어디에서 콘트롤되고 있는 것일까?

대뇌 아래에는 시상하부(視床下部)라는 작은 부분이 있다. 여기에는 '공복'을 호소하는 섭식중추(攝食中樞)와 '만복이니까 이제 필요없다'고 명령하는 만복중추가 1대씩 있으며, 이 두개 중추의 기능으로 식욕이 컨트롤되고 있는 것이다.

두 개의 중추를 작동시키는 보턴은 몇 종류가 있는데, 그 중 대표적인 것이 혈액 중의 혈당과 지방산이다.

아시는 바와 같이 혈당은 세포가 에네르기를 만들 때의 재료가 되는 것이다. 아침 7시에 식사를 했다고 한다면 점심 가까이에는 이미 혈당이 에네르기로 소모되어 혈당치가 떨어지기 시작한다. 이것을 사인으로 우선 섭식중추가 작동을 시작한다고 해도 바로 음식물이 들어가는 것이 아니므로 또 하나의 에네르기의 재료, 즉 지방에 조금

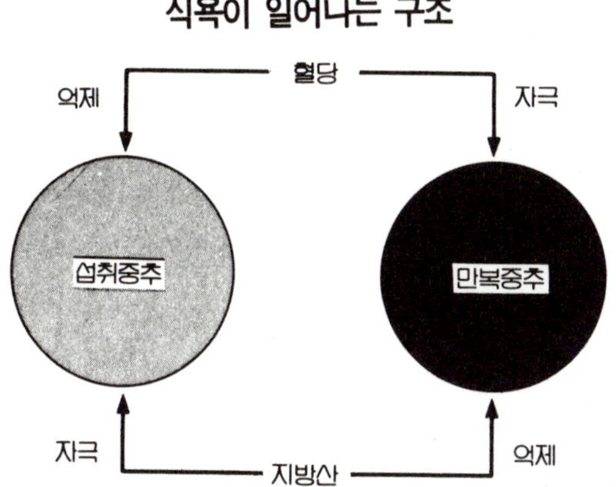

씩 분해를 시작해 혈액 중에 지방산(脂肪酸)으로 출현한다. 섭식중추
는 이것으로 다시 에네르기 부족을 인식하고, '배가 고프다'라고 강하
게 명령한다.

섭식중추로부터의 사인에 응해서 식사를 하면 혈당치가 점차 상승
하기 시작한다. 그리고 혈당치가 어느 레벨에 달하면 이번에는 만복
중추(滿腹中樞)가 작동하고, '이제 충분'하다는 지령을 내리는 것이
다.

이 구조가 그대로 기능하고 있는 한 과식 등은 일어나지 않고,
뚱뚱해지는 일도 없을 것이다.

의지의 힘으로
식욕에 맞서자

그런데도 불구하고 칼로리 과잉이 될 정도로 먹어버리는 것은 어째
서일까? 어째서 딱 좋다고 할 즈음에 만복중추로부터 스톱의 지령이
나와주지 않는 것일까? 이것에는 내분비의 문제, 유전 심리적인 요인
등 다양한 문제가 얽혀 있다고 생각되고 있다.

인간에게 갖추어져 있는 발달된 대뇌피질(大腦皮質), 이것이 오히려 장해가 되고 있는 일도 적지 않다. 조금 전에 먹었는데 눈 앞에 맛있을 듯한 요리가 놓이면 그만 젓가락을 들고 마는 것은 인간만이 가지고 있는 습성이다.

물론 그렇다고 해서 동물에게 과식이 없다는 것은 아니다. 최근에는 걷는 것도 귀찮을 정도로 비만한 애완동물도 상당히 늘기 시작했다.

야생동물이 살찌지 않는 것은 생리적(生理的)인 문제라기 보다는 환경에 의한 부분이 크다고 말해지고 있다. 먹이를 얻는 일의 곤란함과 충분한 운동량, 그것이 '영양과 같은 다리'를 만들어 내는 것이다.

한편, 뇌에는 습관으로 판단하는 경향도 갖추어져 있다.

중년 비만이 그렇다. 중년이 되면 실질세포(實質細胞)의 수가 감소하고, 활성도도 저하한다. 몸을 사용할 기회도 줄기 때문에 당연히 몸은 섭취할 칼로리를 줄여야 할 것이다. 그런데 식욕중추(食欲中樞)는 젊어서 활동이 왕성했을 무렵과 마찬가지로 칼로리의 섭취를 명령하기 때문에 뚱뚱한 사람이 늘어나는 것이다. 즉, 몸의 생리에 맡기고 있어서는 비만을 근본부터 해소할 수가 없는 것이다.

특히, 현대는 운동 부족과 넘쳐나는 식품이라는, 비만은 원하지도 않는 조건이 갖추어져 있다. 때문에 원래 뚱뚱해지기 쉬운 경향에 있는 사람이 식생활을 흐트러뜨리면 조금씩 체중이 늘기 시작하는 것은 당연하며, 비만 해소는 몸의 생리와 환경에 대해 자신의 의지로 싸우는 이외의 방법은 없는 것이다.

지금 먹은 것이 지방이 되기까지의 전과정

먹어도
살찔 염려가 적은 단백질

비만 공포증이 심해지면 마치 지금 먹은 것이 모두 체지방으로 변하는 것같은 착각에 빠지는 모양이다. 그러나 그런 일은 없다. 먹은 것은 각각 분해되어 흡수되고, 여러 가지의 경로로 이용된다. 문제는 먹은 것이 어떤 경로에 들어가는가, 즉 어떠한 사용법이 되는가이다.

여기에서는 3대 영양소와 비만의 관계를 중심으로 그것이 사용되는 방식을 이야기하겠다.

우선 비만과 가장 인연이 먼 것은 단백질이다. 단백질은 당질 등에 비교해도 원래부터 섭취량이 적은 데다 그 태반이 몸의 구성에 사용된다. 또 특이동적(特異動的) 작용이라고 불리는 기능도 크기 때문에 상당히 대량으로 먹지 않는 한 뚱뚱해질 염려는 없다.

특이동적 작용이란 음식물을 먹은 뒤에 대사가 항진되고 에네르기가 발생되는 작용으로, 대사과정에서 에네르기가 없어져 간다. 특히 단백질은 섭취한 칼로리의 30% 가까이가 이 작용으로 낭비된다고 하며, 체지방으로 바뀌는 율을 상당히 낮다고 한다.

오히려 감량 중일 때야말로, 몸의 실질부를 만드는 단백질은 듬뿍 섭취해 두고 싶은 영양소이다.

살이 찌는 원인은
여분으로 섭취한 당질과 지질

비만과 관계가 깊은 것은 당질(탄수화물)과 지질이다 라는 것은 비만의 원흉인 지방세포는 혈중(血中)을 흐르는 혈당(血糖)과 지방을 재료로 해서 뚱뚱해져 가기 때문이다.

당질의 경우, 사용되는 경로는 4종류가 있다.

① 세포에 흡수되어 미트콘도니아에서 에네르기의 생산에 사용된다.

② 글리코겐으로서 근육과 간장에 저장된다. 필요에 따라서 포도당으로 분해되고, 혈중에 방출(혈당)되거나, 근육이 움직이는 에네르기로 연소된다.

③ 아미노산으로 분해되어 체단백을 합성하는 재료가 된다.

④ 이상으로 이용되고, 역시 남은 당질은 중성지방으로서 지방세포(脂肪細胞)에 축적된다.

즉, 당질은 에네르가, 글리코겐, 체단백, 그리고 지방이라는 4개의 사용법이 되는 셈이다. 이 중, 어느 경로에 이용되는가는 그 때의 몸의 상태에 따른다. 예를 들면 몸을 활발하게 움직이고 있는 상태라면 에네르기에 사용되는 양이 많아지며, 운동으로 근육의 글리코겐이 소비되고 있으면 그 결손 보충에 이용된다.

일반적으로 몸을 자주 움직이고 있으면 에네르기에 돌아가는 율이 높아지고 휴식을 하면 지방으로 쌓이는 율이 높아진다. 당질은 활동기인 아침 식사나 점심 식사로 섭취하면 지방이 되기 어렵지만, 저녁

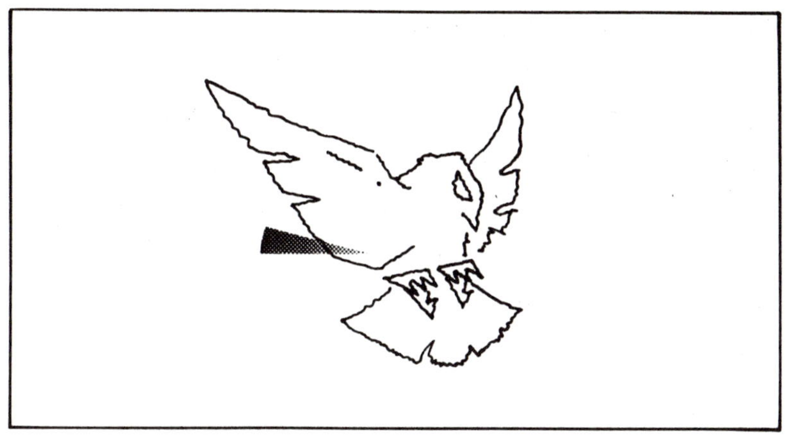

식사로 너무 많이 섭취하면 비만에 연결되기 쉽다고 생각되는 것은 그 때문이다.

지질(脂質)은 당질보다 좀더 단순하며, 에네르기로 돌아가는가, 지방세포로 축적되는가 하는 두 가지의 경로가 중심이 된다. 에네르기로서 이용되고 남은 것은 대부분 지방세포로 축적된다. 따라서 지질은 저녁보다는 아침 식사와 점심 식사 때 중심으로 섭취하는 편이 안전하다.

지방세포를
뚱뚱하게 하는 인슐린

당질과 지질에 관해서 이번에는 좀더 극소의 레벨, 즉 지방세포 쪽에서 생각해 보자. 전신(全身)에 200억에서 300억 개 정도 있는 지방세포는 그 중 50% 이상이 피하조직에 집중되고, 호시탐탐 몸을 살찌게 할 기회를 노리고 있다.

그 뒤를 밀어주는 것이 취장(膵臟)에서 분비되는 인슐린이다.

대장에서 흡수된 당질의 일부분은 혈액 중에 당질(포도당)로서 흐르고 있다. 식사를 하면 이 혈당치가 상승하고, 그것에 자극을 받아

142

서 취장으로부터 인슐린이 분비된다.

인슐린이란 몸이 당질을 이용하기 위해 없어서는 안되는 호르몬으로서, 보통은 닫혀져 있는 세포의 문호를 여는 것과 같은 기능을 한다. 그 덕분에 포도당이 세포 중에 들어가고, 세포내 소기관인 미토콘드리아에서 에네르기를 만들어 낼 수가 있는 것이다. 당뇨병은 이 인슐린의 작용이 저하되기 때문에 당질을 에네르기로서 사용할 수 없게 된 상태를 말한다.

인슐린은 이와 같이 당질대사(糖質代謝)에 불가결한 호르몬이지만, 지방세포에 있어서도 불가결하다.

인슐린은 다른 세포와 마찬가지로 지방세포의 문호를 여는 작용이 있으며, 인슐린의 기능으로 지방세포 중에 들어간 포도당은 효소(酵素)의 작용으로 중성지방으로 합성되고, 지방세포 중에 축적되는 것이다.

한편, 흡수된 지질은 단백과 결합하고, 리포 단백의 카이로미크론이 되어서 혈중에 들어간다. 이것을 재차 분해하여 지방산을 지방세포에 집어넣는 것이 리포 단백 리파제라는 효소이다. 리포 단백 리파제는 지방세포 중에 있는 지방산의 호입실(呼込屋)이라고도 생각하면 좋을 것이다.

그렇다고는 하나 이 리포 단백 리파제는 언제라도 호입실로서 기능하고 있는 것은 아니다. 리포 단백 리파제가 활기차게 기능하기 위해서는 역시 인슐린이 필요한 것이다.

즉, 인슐린은,

① 혈당을 지방세포 중에 유도함으로써 중성지방(中性脂肪)으로 합성한다.

② 리포 단백 리파제를 건강하게 해서 지방세포에 지방산을 적극적으로 집어 넣는다.

③ 지방산을 합성하는 효소에 작용해서 지방의 합성을 활발하게

한다.

라고 하는 작용이 있다.

　지방세포가 살찌는 것은 이것만이 원인은 아니다. 인슐린이 중요한 역할을 수행하는 것은 확실하다. 그러나 체내에는 반대로 에네르기 대사를 높이고, 지방의 분해를 촉진하는 계통(자율신경계 ; 自律神經系)도 있다. 능숙하게 감량하기 위한 요령인 것이다.

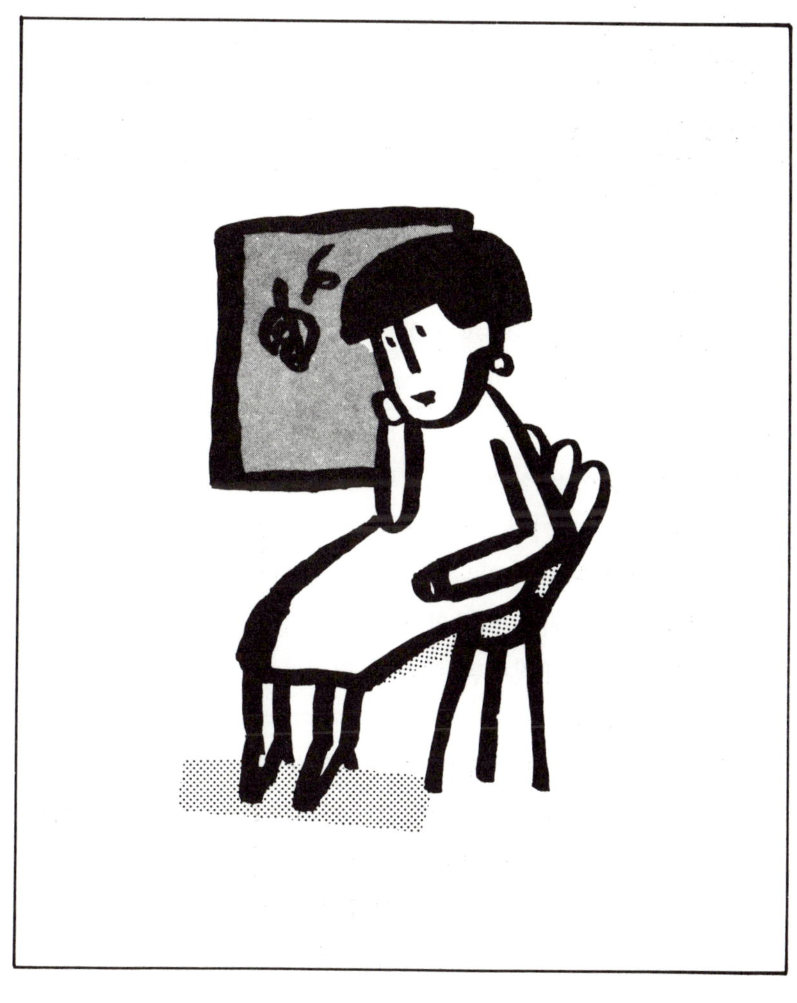

똑같은 식사라도 살찌는 사람과 살찌지 않는 사람이 있는 이유는

식사를 하면
에네르기 대사가 활발해진다

"나는 무엇을 먹어도 살찌는 체질이라서 물을 마셔도 살이 찝니다."

"어머니를 닮아서 살찌는 체질인 것 같다."

마른 사람이 대식가라고 말해지듯이, 세상에는 무엇을 먹어도 살이 찌지 않는 사람과 같은 양을 먹어도 점점 피가 되고 살이 되며 지방이 되어서 부풀어 가는 타입의 사람이 있다.

도대체 살찌는 체질이란 어떠한 것이며, 보통 사람과는 어디가 어떻게 다른 것일까?

'살이 찐다', '살이 찌지 않는다'에는 위장의 소화 흡수력의 차이와 식욕 등, 여러 가지가 관계되어 있다. 그러나 최근에 와서 이 체질을 해명하는 하나의 단서를 알게 되었다.

이 실험을 실시했던 것은 영국의 학자들이다.

자주 배가 고프다, 추위가 더욱 몸을 엄습해 오지만 찬 것이든 따뜻한 것이든 음식물을 먹으면 몸이 따뜻해진다고 하는 것은 누구나 경험했을 것이다. 이것은 식후에 신진대사가 활발해지고, 세포가 점점 에네르기를 만들어 내기 때문이다. 생겨난 에네르기의 일부는 체온을 상승시키고, 그것이 3시간 정도 계속된다. 이것을 전문적으로는 '식이유발성(食餌誘發性) 체열산생(體熱産生)'이라고 부르고 있다.

영국의 학자들은 이 구조를 이용해서 살이 찌는 체질인 사람과 그렇지 않은 사람과는 식후의 에네르기 대사에 차이가 있는지 어떤지를 조사한 것이다.

선택된 피험자는 중년 남성으로 ① 하루에 평균해서 3,600 Kcal나 먹고 있는데도 평균 체중이 71kg인 날씬한 그룹과, ② 하루에 1650Kcal의 다이어트를 실시하면서 81kg에서 체중이 떨어지지 않는 뚱뚱한 그룹이다.

우리나라 사람의 성인 남자라도 하루에 섭취하는 칼로리는 평균 2,500Kcal이므로 ①은 상당히 마른 대식가 타입, ②는 노력이 전혀 열매맺지 못하는 살찌는 체질인 사람들이다.

쉽게 살찌는 사람은
자율신경의 반응이 둔하다

이 두 개의 그룹에 1000Kcal와 500Kcal의 식사를 먹게 하고, 그 후 4시간에 걸쳐 에네르기 대사의 상승률을 측정했다.

그 결과, 양자에게는 분명한 차이가 있다는 사실이 도출되어 있다. 살찌는 체질인 그룹은 1000Kcal의 식사를 한 후, 에네르기의 상승률이 식전(食前)의 20%에 지나지 않았던 것에 비해 살찌지 않는 체질의 그룹에서는 29%로 올라갔다. 더욱이 500Kcal의 식사에서 살찌는 체질인 사람은 불과 8%의 상승률로서, 살찌지 않는 체질인 사람의 22%에 비해 1 / 3밖에 되지 않았던 것이다.

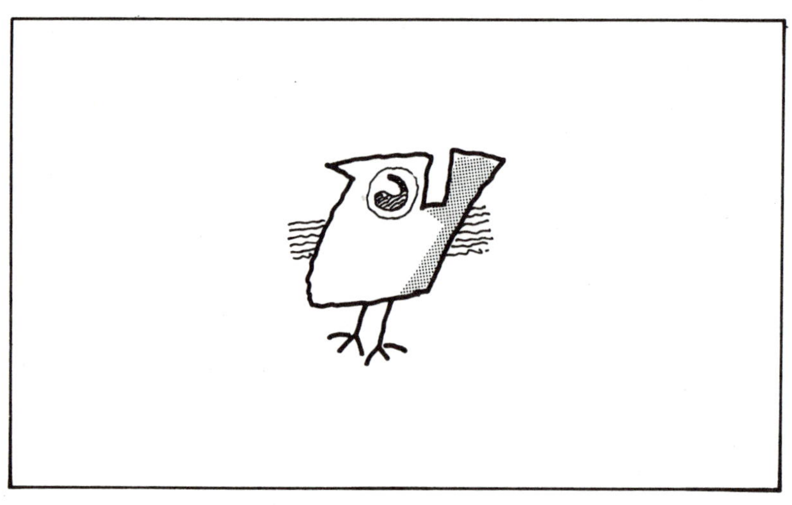

　즉, 살찌는 체질인 사람은 살이 찌지 않는 체질인 사람에 비해 식후의 에네르기 상승률이 확실히 저하되었다고 하는 사실이다.

　이 사실은 살찌는 체질인 사람은 먹은 것을 에네르기를 분해해서 소비하는 양이 적고, 지방이 되어 축적되기 쉽다는 것을 가리키고 있다.

　그러면 아무래도 살찌는 체질인 사람은 식후의 에네르기 대사의 상승이 충분히 일어나지 않는 것일까.

　그것은 자율신경의 반응이 둔하기 때문이다. 보통 사람은 음식물이 몸에 들어가면 그 자극으로 자율신경(교감신경)의 기능이 활발해지고, 에네르기 대사가 상승한다. 그러나 살찌는 체질인 사람은 자율신경이 충분히 반응하지 않기 때문에 에네르기 대사도 그다지 활발해지지 않는 것이다.

　살찌는 체질인 사람은 더 한층 식후의 인슐린상승도가 크다는 것을 알고 있다. 인슐린은 아시는 바와 같이 전신의 세포에 혈액 중의 포도당을 넣어주고, 체내지방의 합성과 축적을 촉진하는 호르몬이다.

　살찌는 체질과 살찌지 않는 체질인 사람은 자율신경계와 내분비계의 두 가지 반응 방법에 커다란 차이가 있는 것이다.

그러나 그렇다고 해서 살찌는 체질인 사람이 마르는 일을 단념할 필요는 없다. 여기에서 약점을 알았으므로 자율신경의 기능을 활발하게 해서 인슐린의 상승을 방지하는 궁리를 하면 좋을 것이다. 자율신경의 조정에는 운동과 따뜻한 식사가 도움이 되며, 인슐린의 조정에는 식사 방법과 먹는 시간의 궁리가 필요하다. 이것은 여기에 소개하는 운동 중심 감량법의 포인트 자체이기도 하다.

유전과의 관계를 말하면, 살찌는 체질은 부모로부터 물려받았다고도 생각할 수 있지만, 실제로 살이 찌는가 어떤가는 그 후의 환경에 의한 영향쪽이 훨씬 크다는 것을 덧붙여 두겠다.

어렸을 때부터 뚱뚱한 사람은
감량하더라도 다시 뚱뚱해지기 쉽다

살찌는 체질과는 직접 결부되지 않지만, 감량하기 어렵고 살이 찌기 쉽다는 점에서는 마찬가지로 주의해 주기 바라는 것이 어릴 때부터 비만했다고 하는 사람이다.

군살의 내용인 중성지방은 직접 체내에 흠뻑 붙어 있는 것이 아니라 지방세포 중에 쌓여 있다.

중년을 넘기고 나서의 비만은 보통 이 지방세포가 크게 부풀어서 중성지방을 비축하는 타입(최근에는 중년 이후라도 지방세포의 증가를 동반하는 비만이 있는 것 같다는 사실이 판명)이다.

그런데 사춘기까지의 성장기에 비만이 되면 지방세포의 수가 2배에서 3배로 증가해 버리는 것이다. 유감스럽게도 한번 늘어나 버린 지방세포는 감식(減食)과 운동으로 적게 하는 일은 가능해도 수를 죽일 수는 없다. 물론 지방세포가 작아지면 역시 몸은 날씬하게 되지만, 이후의 유지가 문제이다. 감량으로 무리하게 작게 축소된 지방세포는 적어도 언제나 보통 크기로 되돌아가고 싶다는 기대를 하고 있다. 그러므로 약간 방심해서 많이 먹으면 금방 부풀어버리는 것이다. 이래서는 모처럼의 감량도 물거품이 되고 만다.

　이것을 작은 채로 해두기 위해서는 감량 후에 계속 운동을 하고 과식하지 않는 일이 필요하다.

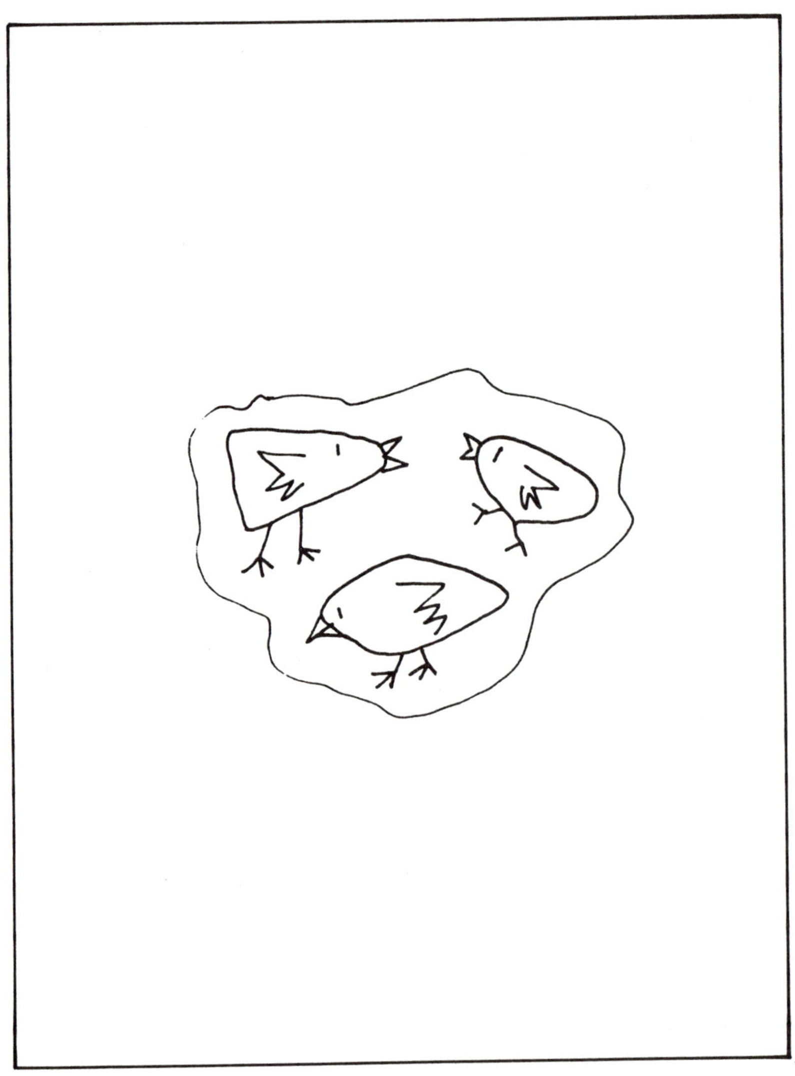

살이 잘 찌지 않는 몸을 만드는 감량법— 운동편

운동을 하면 몸을 보기 좋게 만들면서 마를 수 있다

'운동으로 마른다' 이렇게 말하면 반드시 '운동에서 사용하는 에네르기 따위는 뻔한 것이다. 그것으로 마르다니 노력하는 만큼 헛수고가 된다.'라는 반론이 돌아올 것 같다.

그러나 그것은 몸의 구조를 모르는 사람의 말이다. 운동의 효과는 '몇 km 를 달리면 몇 칼로리를 소비할 수 있다'고 하는 단순한 계산으로 잴 수 있는 것은 아니다.

운동으로 감량을 하면 어떠한 이점이 있는 것인가. 우선 식사요법과 비교해서 생각해 보겠다.

첫째로 들 수 있는 것은 감량의 완성방법이 다르다고 하는 점이다. 감식으로 섭취하는 에네르기를 줄이거나 몸을 움직여서 소비하는 에네르기를 늘리거나 하면 마찬가지로 마를 수 있다. 그러나 그 내용은 전혀 다른 것이다.

8개월 동안 운동 결과(체중의 변화)

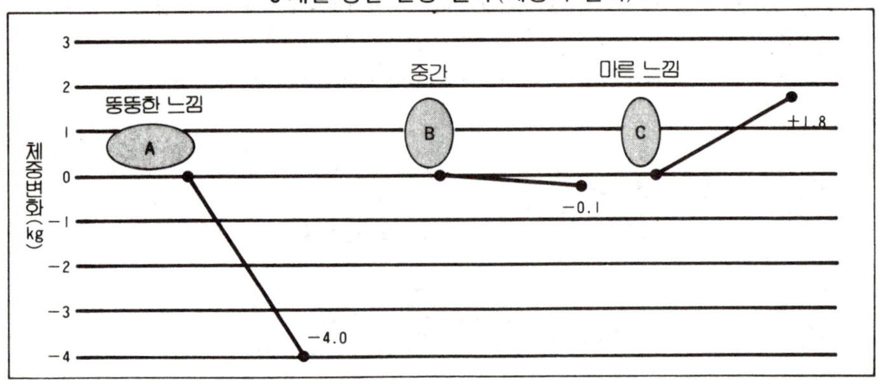

8개월 동안 운동 결과(체조성 변화)

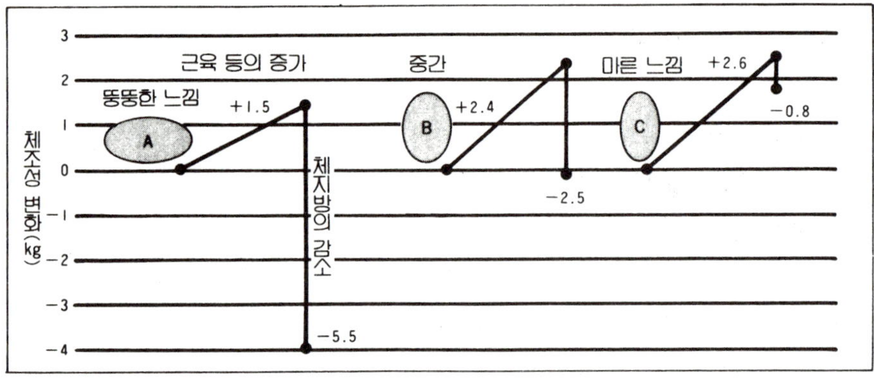

4개월 동안 운동 결과(체조성 변화)

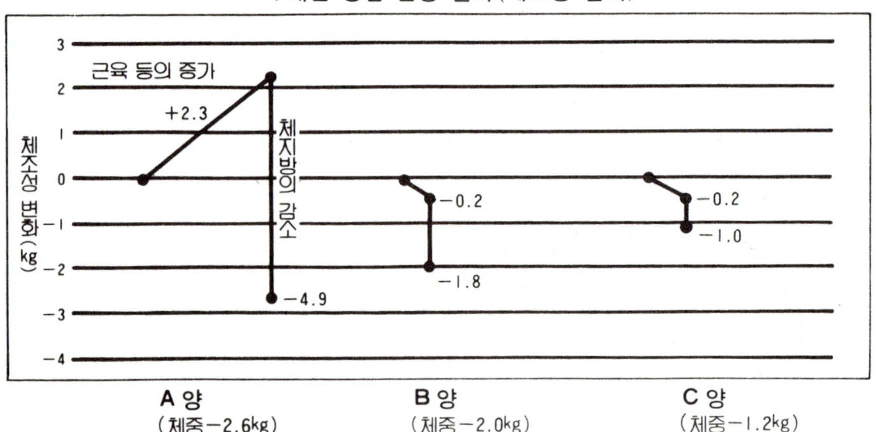

감식은 직접 섭취하는 칼로리를 차단시키는 방법이므로 체중도 눈에 띌 정도로 줄며, 효과가 빠르고 게다가 그 효과가 큰 듯한 착각에 사로잡힌다. 그러나 체중의 저하는 지방의 감소보다는 근육과 내장이 말라서 일어나는 것이라고 하는 사실을 잊지 말기 바란다. 즉, 감식은 진정한 효과(체지방의 감소)가 적고, 오히려 체력과 근력을 눈에 띄게 저하시켜 버리는 감량법인 것이다. 이것은 체중계에만 사로잡힌 '형태적 감량법(形態的減量法)'의 가장 커다란 결점이다.

이에 비해 운동은 체력을 충실히 하면서 여분의 지방만을 줄이는, 말하자면 '기능적 감량법(機能的減量法)'이다.

P150을 봐주기 바란다. 이것은 8개월 동안 운동을 하면 몸에 어떠한 변화가 일어나는가를 조사한 결과를 나타낸 것이다.

체중을 줄이는 방법은 이것 이전에 운동을 하고 있었는가 어떤가, 또 운동의 강도와 프로그램 등 여러 가지 요소로 바뀌므로 여기에서는 몸의 조성(組成)에 주목해 주기 바란다.

뚱뚱한 듯한 사람을 보면 체중으로는 4kg의 감소이지만, 가장 중요한 지방은 5.5kg이나 줄고, 반대로 근육은 1.5kg이나 증가되어 있다. 이것은 체중에만 사로잡혀 있었다면 전혀 알 수 없는 변화이다. 그 증거로 체중이 거의 변함 없었던 알맞은 사람이라도 4주일 동안에 똑같은 경향이 나타나고 있었다.

즉, 운동은 체중계로는 알 수 없는 부분에서 지방을 점차 줄이고, 근육을 발달시키고 있는 것이다. 그 결과, 감식으로 똑같은 체중을 줄인 사람보다 체형으로는 훨씬 보기 좋은 효과를 얻을 수가 있다. 체중은 그다지 변함이 없는데 스타일이 좋은 사람과 그렇지 않은 사람이 있는 이유의 하나에는 군살과 군살이 차지하는 비율의 차이가 있는 것이다. 이것은 감량 중에 몸의 각 사이즈를 재면 일목요연하게 알 수 있다.

살찌기 쉬운 체질에서
살찌지 않는 체질로 바꾼다

운동의 둘째 효과는 편히 마를 수 있다는 것이다 라고 해도 처음부터 편한 것은 아니다. 운동을 계속하고 있으면 몸의 기초 대사량이 높아지고, 가만히 있어도 마르기 쉬운 몸이 되는 것이다. 이것은 쉽게 살찌는 체질인 사람에게 있어서도 커다란 양보이다.

아까 말했던 것처럼 운동을 하면 체지방이 주는 대신에 근육과 내장의 중량이 증가하기 시작한다. 근육과 내장의 중량이 는다고 하는 것은 근육조직이 는다는 것이다. 근육조직이 늘면 당연히 세포를 유지하기 위해서나 근육을 움직이기 위해서도 필요한 에네르기가 커지게 된다. 이것이 기초 대사량의 증가, 즉 소비 에네르기의 증가에 연결되는 것이다.

자동차의 엔진을 예로 들면, 1500cc의 엔진을 2000cc의 엔진으로 바꾼 것과 같은 것이다. 엔진의 파워가 오르면 언덕길이라도 잘 올라갈 수 있게 되고, 똑같은 10km를 달리더라도 차가 소비하는 가솔린의 양, 즉 에네르기가 많아진다. 차의 경우, 이것은 경제적인 결점이 되지만, 마르고 싶은 사람에게는 커다란 장점이다.

즉, 일을 하는 등, 일상생활의 모든 행위에서 이전보다 많은 에네르기를 소비하게 되는 것이다. 원래 운동을 하는 일 자체가 에네르기의 소비가 목적이므로 이것 만큼 커다란 아군은 없는 셈이다.

더욱이 운동은 식후의 에네르기 대사를 높인다는 것도 실증(實證)되고 있다. 전에도 이야기했듯이 식후의 에네르기 대사의 상승이 낮고, 그 때문에 먹은 것이 지방이 되는 율이 높아진다. 그런데 운동을 하면 자율신경의 기능이 활발해지기 때문에 똑같은 음식을 먹더라도 체열로 낭비되는 에네르기의 양이 증가하는 것이다. 이러한 효과는 운동을 오래 계속한 사람일수록 크다는 사실도 알려져 있다.

즉, 운동은 직접 지방을 연소시켜 주는 한편 몸까지 지방이 연소되

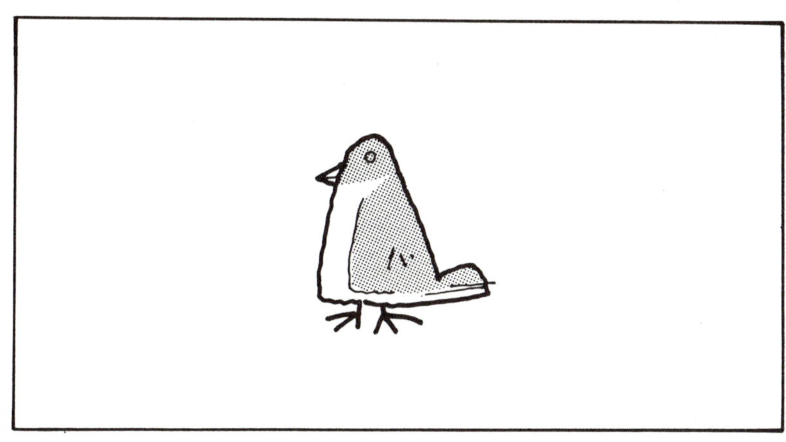

기 쉬운 구조로 바꿔 더욱 더 지방을 제거해 주는 것이다. 이것이야말로 운동의 최대 효과이다.

매일 꾸준히 운동을 한다고 하는 것은 다이어트하고 있는 사람에 비하면 상당히 견실한 노력이다. 그러나 그 후에는 편히 마를 수 있는 길이 약속되어 있으므로 그것을 낙으로 삼고 분발하기 바란다.

3단계의 프로그램으로
자유자재로 마를 수 있다

그런데 이상과 같은 운동은 몸을 충실히 하면서 지방을 연소시키므로 결과는,

① 체중 이상(以上)으로 전신이 쉐이프 업(Shape up)되고,

② 에네르기를 소비하기 쉬운 몸, 즉 살이 잘 찌지 않는 몸을 실현한다.

그러나 이러한 몸을 만드는 데는 역시 어느 정도 장기간에 걸친 준비기간과 일단 만들어진 몸을 유지하기 위한 운동이 필요하다.

그래서 프로그램된 것이 ① 제1단계의 트레이닝 기간, ② 제2단계의 트레이닝 기간, ③ 목적으로 하는 몸 만들기를 완성하고 유지하는

기간이라는 3단계의 기간이다.

①, ②의 기간은 ③을 향한 몸 만들기를 목적으로 2주일의 유연체조와 4주일의 근육 단련을 실시한다. 트레이닝 기간이라고는 하지만, 이 6주일 동안에 몸의 구조, 즉 살이 잘 찌지 않는 몸 만들기는 거의 완성된다. 그 동안 자기 스스로도 체중의 감소와 체지방이 감소해 가는 것을 여실히 나타내는 외관의 변화, 몸의 각 사이즈의 변화 등을 분명히 자각할 수 있다고 생각한다.

특히, 제2단계의 도중에서 일어나는 (물론 개인차는 있다)체중의 교착상태는 체내에서 지방과 근육이 교체되어 살찌기 어려운 몸이 되고 있다는 것을 나타내는 구체적인 징조이다.

막상 이렇게 해서 몸의 지방이 분해하기 쉬워지고, 체중의 감소에 가속도가 붙었을 부분에서 제3단계로 들어간다.

이 단계에서는 지구력을 기르는 운동을 계속하는데, 이미 몸 만들기가 거의 완성되어 있으므로 재미있게도 체중이 감소한다. '편히 마르는 길'이 열린 셈이다. 몸 안에서는 근육과 심폐의 기능이 활발해지고, 매일의 운동을 원동력으로 지방이 점점 에네르기로 바뀌어 간다. 몸과 뇌도 활기차며, 운동을 하지 않으면 기분이 나빠질 정도가 된다.

이렇게 해서 얻어진 체중계의 바늘이 움직이지 않게 되었을 때의 체중, 그것이 다름 아닌 당신의 이상체중인 것이다.

이 기간에는 더욱 몸이 발하는 소리를 받아 들일 수 있게 된다고 하는 중요한 변화도 일어난다. 약간 과식했으면 어느 정도 운동을 하면 좋은지, 몸을 유연하게 하려면 어느 정도의 운동을 몇 분 간 하면 좋은지, 자신에게 맞는 식사량 그리고 운동의 페이스는 어느 정도인가……등 체중과 몸의 상태, 운동, 식사라는 4개의 관계를 손에 잡듯이 알 수 있게 되는 것이다.

이렇게 되면 이미 체중의 조정은 자유자재이다. 체중의 변화는 운동량의 증감(增減)으로 커버할 수 있다는 것을 알 수 있을 것이다. 거의 식사에 신경쓰지 않고 지낼 수 있게 될 수도 있을 것이다. 살찌기 어려운 몸으로 운동을 계속하고 있으면 약간 많이 먹거나 과음하더라도 아무렇지도 않은 것이다.

다음은 목적으로 했던 체중과 살찌기 어려운 몸을 유지하기 위하여 운동을 계속하는 일이다.

역시 지구력을 단련하는 운동에는 다음과 같은 것이 있다. 이 중에 어느 것을 선택할까는 ① 자기 페이스로 남에게 방해받지 않고 할 수 있는 것, ② 자신의 생활 리듬에 끌어들이기 쉬운 것을 기준으로 결정한다. 이 점에서 일반적으로 받아들이기 쉽고, 또 프로가 아니라도 확실한 효과를 올리기 쉬운 것은 조깅과 수영 혹은 언덕길을 빠른 걸음으로 오르는 것과 같은 운동일 것이다.

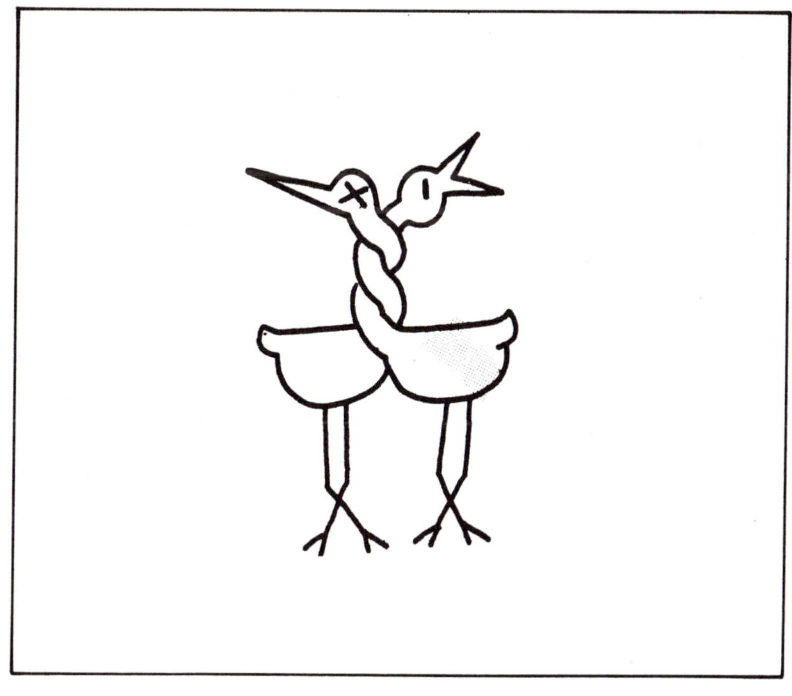

살이 잘 찌지 않는 몸을 만드는 감량법— 식사편

식사만을 떼어내서 생각하지 말 것

여기에서 소개하고 있는 감량의 중점은 어디까지나 몸을 움직이는 일인데, 그 효과를 높이기 위해서는 식생활의 개선이 필요한 경우도 있다.

해당되는 것은 비만파인 사람인데, 그밖에 많이 먹었다고 자각한 사람, 식생활이 흐트러져 있는 사람도 식생활의 개선을 도모하면 보다 효과적으로 감량할 수가 있다.

단, 식생활의 개선이라고 하더라도 별도로 일정한 패턴이 있는 것이 아니다. 원래 식생활은 각자의 기호나 취미가 반영된 개인적인 것이므로 그것을 기본으로 하여 식생활을 만들면 좋은 것이다.

여기에서 소개하는 포인트는 당신 자신에게 맞는 식생활을 확립하기 위한 지혜라고 생각해 주기 바란다. 식사는 식사로서 독립시키지 말고, 반드시 운동과 몸의 상태와 대비해서 생각하도록 한다.

① 해방의 식사

1일 1회, 좋아하는 것을 좋아하는 만큼 먹는 식사이다. 이 정도까지 먹는 즐거움을 만끽해 주기 바란다.

비만파나 너무 먹는 사람은 운동과 병행해서 역시 쓸데없는 에네르기는 섭취하지 않는다는 자세가 필요하다. 그렇다고는 해도 그 자세를 하루 종일 취하고 있어서는 기성의 식사요법과 마찬가지로 오래 가지 못하고 마는 것이다.

식욕을 채우고, 식사의 즐거움을 만끽하는 방법으로 설정한 것이 이 해방의 식사이다. 감량의 안전변이라고 해도 좋을지 모른다.

② 사모다이어트식

사모다이어트식은 감량효과와 심리효과의 2면을 노린 식사이다.

앞에서 소개했듯이 사모다이어트식은 스스로 만드는 약간 색다른 식사이다. 이것을 만들면 할 때마다 '나는 감량중이다'라는 자각이 생겨난다.

감량에는 이 자각이 상당히 중요하며, 운동을 오래 계속하고 불필요한 것은 먹지 않는다는 자세를 일관하는 원동력이 되는 것이다. 남에게 뚱뚱하다는 말을 듣고 오면 이것도 감량을 성공시키는 원동력이 되므로 오히려 말한 사람에게 감사해야 할 것이다.

사모다이어트식의 효과는 실천편에 있듯이 몸을 따뜻하게 해주는 일이다. 따뜻한 음식이 입 안을 통과하면 그 자극으로 자율신경의 기능이 높아진다. 그 결과, 식후의 에네르기 대사가 활발해지고, 에네르기가 체온으로 소비되는 것이다.

예를 들면, 양고기는 그것 자체가 한방에서 말하는 '온식(溫食)'에 포함되고, 몸을 따뜻하게 해주는 효과가 있다. 그러나 이 양고기를 후후, 불어가면서 먹는 경우와 차가운 햄버거로 해서 먹는 경우는 체온의 상승률이 약 3배나 다르다.

이 결과를 보더라도 알 수 있듯이 뜨거운 것을 후후, 불면서 먹으면 똑같은 식품이라도 식후에 에네르기로 분해되는 율이 높고, 살이

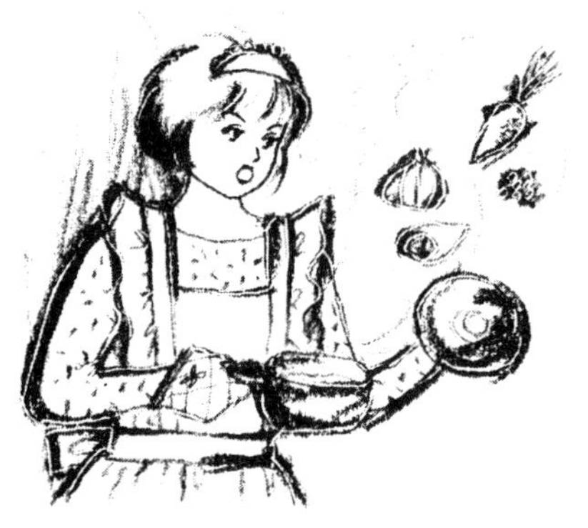

찌기 어려운 것이다. 사모다이어트식은 이러한 '뜨거운 식사를 하면 에네르기 소비가 높아진다'고 하는 원리를 최대한으로 살린 식사이다.

그밖에 고추, 카레, 고추장, 커피 등의 자극물에도 자율신경을 자극하는 작용이 있다. 여기에서 소비할 수 있는 에네르기는 운동에 비하면 미미한 것이지만, 비만은 체중의 증가가 쌓은 결과이다. 매일 반복되는 에네르기의 적은 마이너스도 장기간이 되면 비만의 해소에 크게 도움이 되는 것을 잊어서는 안된다.

③ 3대 영양소와 비타민, 미네랄의 확보

영양이란 점에서 말하면 당질(糖質), 지질(脂質), 단백질의 3대 영양소와 비타민, 미네랄을 부족함없이 취하는 것이 중요하다.

특히 의식해서 섭취하기 바라는 것은 이 중 단백질과 비타민, 미네랄이다. 단백질은 근육을 만들고 체단백의 붕괴를 방지하기 위하여 감량 중일 때야말로 충분히 섭취할 필요가 있다.

한편, 당질과 지방을 에네르기로 바꾸기 위해서는 비타민 B군이 필요하며, 운동에 의한 피로회복에는 비타민 C가 빠질 수 없다. 또 운동을 하면 체내의 지질이 산화(酸化)해서 몸에 나쁜 과산화지질이라는 지질이 되지만, 그 해를 막으려면 지질의 산화를 방지하는 비타민E가 필요하다.

그밖에 철, 칼륨, 칼슘, 마그네슘 등을 감량 중에는 평소보다 증가시켜 많은 비타민, 미네랄류가 필요하므로 부족함이 없도록 주의해 주기 바란다.

또한 당질과 지질도 필요 이상으로 제한하는 것은 역효과이다. 이렇게 말하면 도대체 어디에서 쓸데없는 칼로리를 줄이는 것인가라고 의문스럽게 생각하는 분도 있을 것이다. 쓸데없다고 하는 것은 반드시 간식과 단 과자류를 가리키는 것은 아니다. 대수롭지 않은 간식과 단 것으로 감식(減食)을 할 '기분'이 일어난다고 한다면 이것도 훌륭한 필요식이다.

쓸데없이 너무 먹고 있는가 어떤가는 전항에서 이야기했듯이 운동과 몸의 상태에 비추어서 생각해 주기 바란다.

④ 식사는 규칙적으로 패턴을 정해서

1일 24시간 동안 좋아하는 식사를 그때마다 먹어도 식사의 총량이 똑같다면 효과는 마찬가지라고 생각하고 있지는 않는가? 그러나 이것은 숫자상만의 이야기로, 마르기 위해서는 역시 규칙적인 식사가 필요하다.

인간의 몸에는 일내(日內)리듬이라고 해서 수면과 각성의 리듬을 기본으로 분비물, 체온, 근육활동 등을 하루의 단위에서 지배하는 리듬이 있다. 밤에 잠자리에 들고 나서 약 8시간 정도로 눈이 떠지는 것도 이 리듬 때문이다. 아침 7시에 눈을 뜬다고 하면 이미 그 3시간 전부터는 부신피질 호르몬의 분비가 시작되고 깨는 일을 향해서 몸의 상태가 정비되어 있다.

이것과 마찬가지로 소화효소의 기능과 소화흡수 기능도 리듬에 응해서 변동하고 있다. 그러므로 운동으로 모처럼 지방이 연소하기 쉬운 몸이 되더라도 8시에 저녁식사를 먹거나 10시에 먹거나 날에 따라 들쭉날쭉하면 몸이 지방을 연소하기 쉬운 리듬을 파악할 수 없는 것이다. 지방의 회전을 효율 좋게 행하기 위해서는 우선 규칙적인 식사를 명심해 주기 바란다.

또 몸이 지방을 연소하기 쉽게 하기 위해서는 식사에 기본적인 균형을 만들면 좋을 것이다. 아침부터 단 것을 먹었다고 생각하면 다음 날 아침은 스파게티, 밤에는 김밥 등 매끼마다의 식사 경향이 들쑥날쑥하면 몸이 먹은 것을 인식하기 어렵고, 또 그 때문에 지방의 연소 효율도 나빠진다. 탄수화물(밥과 빵, 감자류)과 단백질(고기와 생선), 거기에 야채 등으로 식사의 기본적인 패턴을 정하고, 그중에서 소재와 재료의 다양성을 즐기는 것이 좋은 방법이다.

⑤ 저녁식사는 따뜻한 밥을 조심스럽게

밥은 탄수화물 중에서도 지방합성(脂肪合成)을 촉진하는 인슐린의 분비를 낮게 억제한다는 점에서 다이어트에 적합한 식품이다. 따라서 감식이야말로 권할 만한 일이지만, 저녁 식사만은 조심스럽게 해두자.

탄수화물을 아침과 점심에 섭취하더라도 활동 중이기 때문에 바로 에네르기로 사용되어 버리지만, 자기 전에 배불리 먹으면 피하지방으로서 몸 속에 축적되고, 비만으로 이어질 가능성이 높아지기 때문이다.

반대로 단백질은 수면 중에 몸의 구성에 사용되므로 저녁 식사는 단백질은 많게, 탄수화물은 삼가하는 것이 기본이다. 그리고 식사는 되도록 잠자리에 들기 3시간 이상 전에 마쳐두도록 한다.

비만한 사람에게서 자주 볼 수 있는 식사 형태에 '야식(夜食) 증후군'이 있는데, 이것은 자기 전에 김밥이나 스낵과자 등 탄수화물 중심으로 배불리 먹는 것이 얼마나 쉽게 살찌는 가를 나타내는 증거이다.

더욱이 식후엔 텔리비전을 보며 뒹굴뒹굴하고 있기 보다는 적당히 몸을 움직여서 에네르기를 연소시키는 편이 감량에는 보다 좋다.

목욕탕 청소를 하거나 비를 거는 일 등 무언가 하나 정도 일을 남겨
두면 좋을 것이다.

그리고 무엇보다 밥은 따끈따끈하고 김이 나는 뜨거운 밥을 먹고,
요리도 반드시 하나는 뜨거운 것을 준비한다.

사모다이어트식이 아니더라도 따뜻한 식사는 자율신경을 자극하
고, 먹은 것을 에네르기로 바꾸는 힘이 강해지기 때문이다.

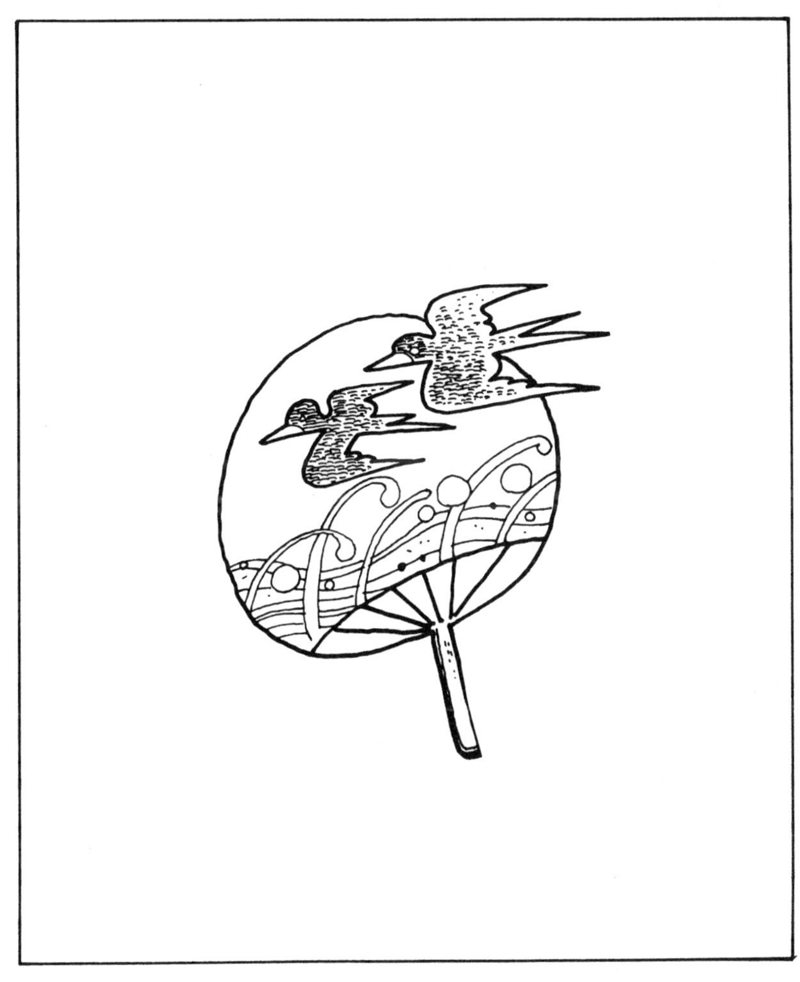

감량 효과를 높이는 식사 요령

반드시 득을 보는
식생활의 궁리

이제까지 이야기해 왔듯이 비만은 매일의 체조와 식생활의 개선으로 반드시 극복할 수가 있다.

여기에서는 그를 위한 좀더 상세한 식생활의 요령을 기술하려고 한다. 어느 것이나 체중을 직접 눈에 띄게 줄일 만큼 강한 효과가 있는 것은 아니다. 그러나 알고 있으면 매일의 생활에서 반드시 득을 보는 식사법이다.

① 잘 씹어서 먹는 편이
마르는 효과가 높아진다

옛날부터 '잘 씹는 것은 장수의 비결'이라고 말했는데, 이것은 비만 대책으로도 효과가 큰 것이다.

씹는 효과로서 이전부터 알려져 있던 것은 혈당치를 상승시키는 작용이다. 잘 씹어 분쇄된 음식물은 소화 흡수가 빠르고, 혈당치를 신속히 상승시킨다. 혈당치가 상승하면 뇌(腦)의 만복중추(満腹中樞)가 작동하고, 자연히 식욕이 억제되어 과식을 방지해 주는 것이다.

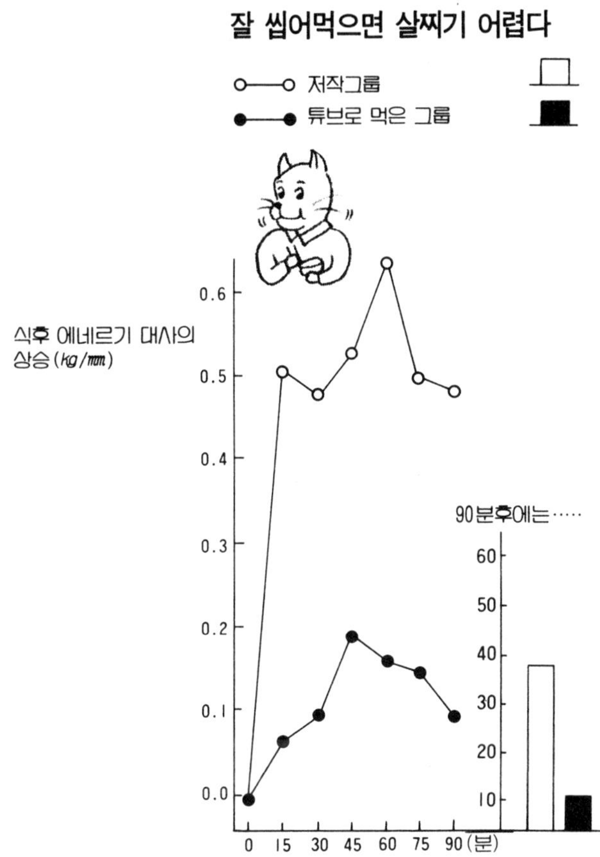

더욱이 최근에 이르러서는 씹으면 씹을수록 식후의 에네르기 소비량이 높아진다는 것도 알게 되었다. 이것을 발견한 것은 캐나다에 있는 라발 대학의 루 브랑크 교수이다.

루 브랑크 교수진은 755kcal의 식사를 준비하고, 그것을 두 그룹에 각각 다른 방법으로 섭취하게 했다. 한쪽 그룹은 이 식사를 12분 걸려서 저작(咀嚼)해서 먹고, 또 한쪽 그룹은 똑같은 식사를 믹서에 갈아 유동식(流動食)으로 해서 12분 걸려 튜브로 위(胃) 속에 직접 보내 넣었다.

이렇게 해서 식후의 에네르기 소비량을 비교한 것이다. 위 속에 들어간 음식물은 칼로리와 시간이 완전히 똑같은 조건에 있으므로 씹는가 씹지 않는가의 차이만이 나타나는 셈이다.

이 결과를 나타낸 것이 앞 페이지의 표이다. 이 표에서 분명히 알 수 있듯이 잘 씹어서 먹으면 식후의 에네르기 대사가 활발해지고 유동식의 그룹에 비교서 에네르기 대사가 3배나 높아졌던 것이다.

이것은 저작운동이 입안의 감각기관을 자극해서 자율신경의 기능을 높여주고 에네르기의 대사를 크게 하기 때문이다. 에네르기 대사가 크다고 하는 것은, 에네르기가 점차로 만들어져 소비되는 것을 의미한다.

즉, 잘 씹어서 먹으면 똑같은 것을 먹더라도 비만으로 이어지기 어려운 것이다.

어쨌든 현대인은 그다지 씹지 않고 해결되는 부드러운 음식을 좋아하는데, 그것이 비만을 낳는 토양이 되고 있다는 사실을 잊어서는 안된다.

② 식사는 천천히, 잠깐씩 쉬어가면서
먹는 편이 좋다

식사 중에 전화벨 소리가 나서 젓가락을 놓고 수화기를 집어 든 후에 잠시 이야기했더니 왠지 이제 식욕이 없어져서 먹을 수 없다는 경험은 누구나 한번 정도는 가지고 있다고 생각한다. 여기에서는 이것을 반대로 이용해서 천천히 식사를 하거나 식사 중에 자리를 떠서 식욕을 간단히 억제하는 방법을 소개하겠다.

식욕은 뇌에 있는 만복중추와 섭취중추에 의해 콘트롤되고 있다. 이 중추를 작동시키는 구조가 몇 개인가 있는데, 그 대표적인 것이 혈당치이다.

혈당치가 저하되면 식욕이 솟는데, 반대로 식사를 해서 혈당치가

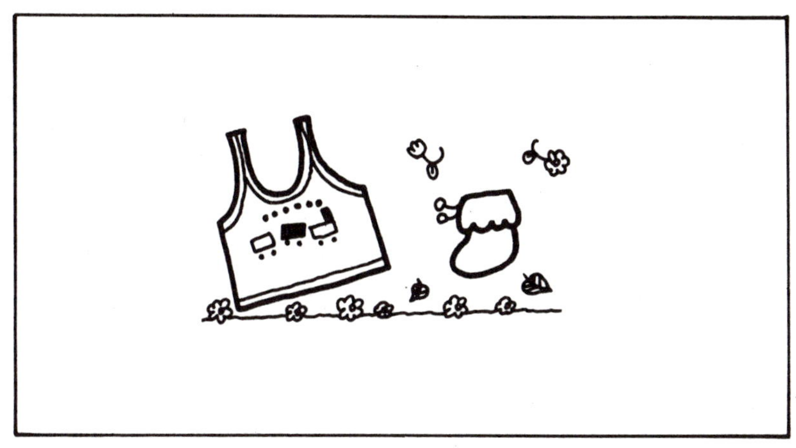

상승하면 만복중추가 자극되어서 '이제 배가 부르니까 먹는 일은 그만두자'라는 상태가 된다.

그런데 빠른 속도로 식사를 하면 이러한 혈당치에 의한 식욕의 제어장치가 맞물리지 않는 것이다. 보통 혈당치는 식사를 시작하고 나서 15~30분에서 피크에 달한다. 그러나 밥을 쓸어 넣듯이 급히 먹는 식사를 하면 혈당치가 상승하기 전에 추세에 맡겨서 위에 점점 식사를 채워넣어 버린다. 이렇게 되면 혈당치가 아니라 터질 정도로 부푼 위(胃)의 감각으로 이윽고 만복을 느끼게 된다.

이래서는 생리적으로는 과식의 상태가 되고, 여분의 칼로리가 지방으로 변해버리는 것이다. 과식을 방지하기 위해서는 위가 아니라 머릿속에서 만복을 느끼지 않으면 안된다.

그 점에서 천천히 먹으면 식사 도중에 혈당치가 상승해 오기 때문에 자연히 식욕이 저하되기 시작한다. 또한 식사 도중에 어떠한 일을 하거나 혹은 마지막 하나만은 식사가 끝나고 나서 만든다는 것도 좋은 방법이다.

그 동안에 혈당치가 충분히 높아지므로 참지 않더라도 식욕이 없어져 버리는 것이다. 요리를 앞에 두고 꾹 참기 보다는 아주 간단하고 합리적인 식욕 조절법이므로 한번 시도해 보기 바란다.

③ 단 것이라면

케익보다 한과가 좋다

여기에서 소개하고 있는 감량법에서는 단 음식에 흠을 잡아 신경질적이 될 필요는 없다. 오후의 커피 타임 때까지만 먹고, 몸을 확실히 움직여 주기만 하면 비만으로 이어지기 어렵기 때문이다.

그것도 똑같은 단 것이라도 케익보다는 한과를 먹는 편이 비만 방지에 도움이 된다.

케익과 한과는 체내에서 일어나는 반응에 차이에 있기 때문이다.

단 것이 살이 찐다고 하는 이유의 하나로 칼로리가 높다는 사실을 들 수 있는데, 이보다 더욱 큰 것은 인슐린의 분비를 재빨리 상승시키는 것이다. 인슐린은 지방의 합성을 활발하게 해서 몸을 살찌는 방향으로 끌고가는 작용이 있다.

이 점은 케익이나 한과나 변함없지만, 이 둘의 커다란 차이는 지방세포가 살이 찌기 쉬운가 어떤가 하는 점이다.

군살의 원흉인 비만세포는 몸을 뚱뚱하게 하기 때문에 ① 혈중의 지방을 거둬들인다. ② 스스로 지방을 합성한다고 하는 2가지의 수단을 가지고 있는데, 중심이 되는 것은 지방의 흡수이다.

이때에 작용하는 것이 리포 단백 리파제라는 효소이다. 리포 단백 리파제가 없으면 지방은 지방세포 중에 흡수되지 않는다.

그러나 리포 단백 리파제는 언제나 작용하고 있는 것이 아니라, 인슐린 의 자극이 있어야 비로소 작용하기 시작한다. 단 것을 먹으면 인슐린의 기능으로 리포 단백 리파제도 활성화되는 것이다.

여기에서 케익과 한과를 비교해 보자. 케익에는 생크림과 버터 등의 지방도 듬뿍 들어 있다. 그 때문에 케익을 먹으면 리포 단백 리파제가 활성화되고, 혈중에 늘어난 지방을 재료로 지방세포가 점점 뚱뚱해지게 된다.

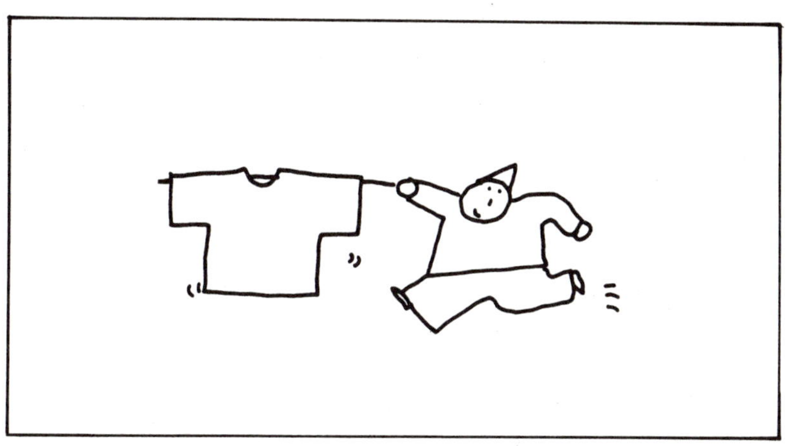

그런데 한과는 리포 단백 리파제가 활발히 작용하더라도 혈중의 지방은 늘지 않으므로 지방세포도 살이 찌기 어렵다.

④ 맛없는 것을 참고

먹으면 살찌기 쉽다

감량을 위해서라고 해서 맛없는 것을 참으며 먹고 있지는 않는가. 만약 그렇다고 하면 참는 만큼 손해이다. 맛없는 식사는 에네르기 소비의 효율이 나쁘고, 먹은 것이 지방으로 바뀌는 비율을 올려 버린다.

이러한 실험이 있다.

똑같은 샌드위치를 한쪽 그룹은 그대로 먹고, 또다른 한쪽 그룹은 믹서로 함께 분쇄해서 건조시켜 비스켓상으로 한 것을 먹었다. 똑같은 칼로리, 똑같은 재료의 식사지만 비스켓은 여러 가지 맛이 너저분하게 되어 있기 때문에 맛에서는 상당히 떨어진다.

그 후, 식후의 에네르기 대사율을 조사했더니 맛없는 음식을 먹은 그룹은 맛있게 먹은 그룹보다 에네르기 대사가 3할이나 낮아져 있었다. 이처럼 에네르기 대사가 낮아지면 똑같은 칼로리를 섭취하더라도 그것이 지방으로 전환되는 비율은 높아진다.

즉, 맛없는 식사는 미각을 만족할 수 없으며, 몸도 뚱뚱해지기 쉽다는 것으로, 좋을 것이 하나도 없는 것이다.

왜 이러한 일이 일어나는가 하면 맛있는 식사는 자율신경을 자극하기 때문에 에네르기의 대사를 높이는 결과가 되기 때문이라고 생각할 수 있다. 마르고 싶으면 우선 맛있는 식사를 할 것. 식사요법 중에서 이만큼 실행하기 쉬운 방법도 없다고 생각한다.

⑤ 사과의 펙틴은
비만 방지에 도움이 된다

이전에는 마르려고 하면 섭취 칼로리를 줄이던가, 소비 칼로리를 늘리는 두 가지 방법밖에 없었다. 지금도 이 두 가지가 감량의 쌍벽인 것에는 변함이 없지만, 몸의 조직이 조금씩 해명되고, 영양학이 진보함에 따라서 좀 더 자세한 대책을 알게 되었다.

사과도 그 하나로 이전이라면 당분을 걱정해서 꺼렸을 사과가 비만 대책에 일역을 담당한다는 사실을 알게 된 것이다.

사과에 많이 포함되어 있는 펙틴은 양질의 식물섬유이므로 장(腸)의 유동운동(蠕動運動)을 활발히 해서 변비를 방지해 준다. 변비는 비만에 있어서도 대적이므로 첫째 효과가 된다.

둘째의 효과는 펙틴이 영양분의 급격한 흡수를 억제하는 일이다. 영양분이 급격히 흡수되면 혈당치도 쑥 올라간다. 그러면 몸은 이것을 과영양이라고 판단하고 흡수한 영양소를 저장고, 즉 지방세포에 축적하려고 한다. 그 때문에 똑같은 칼로리의 식사를 하더라도 혈당치의 상승이 빠른 만큼 지방에 돌아가는 율이 높아지는 것이다.

사과 한 개로 이러한 혈당치의 급상승이 방지되므로 다이어트로서의 사과의 가치는 큰 셈이다.

⑥ 더이상 살찌고 싶지 않은 사람에게 좋은
블랙 커피

커피를 마셔도 마를 수는 있지만, 만약 당신이 지금 이상체중으로

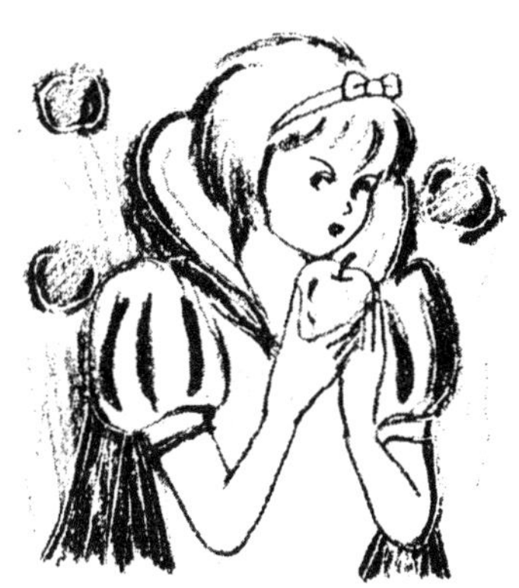

더이상 살찌고 싶지 않다면 커피를 이용하면 어떨까.

커피에 포함된 카페인은 자율신경을 자극해서 몸의 에네르기 대사를 높이는 작용을 한다. 커피를 마시면 몸이 말짱한 것도 자율신경이 흥분하기 때문이다.

카페인은 지방을 에네르기로 전환시키는 힘이 특히 강한데, 유감스럽게도 이 작용이 왠지 뚱뚱한 사람에게는 효과가 없다. 아마 뚱뚱한 사람은 평소부터 지방을 에네르기로 이용하고 있기 때문에 카페인 정도의 자극으로는 특별히 그 능력에 변화가 나타나지 않기 때문이라고 생각된다.

그러나 일단 감량으로 획득한 체중을 유지하기 위해서라면 커피를 크게 활용할 수 있다.

단, 커피에 설탕과 생크림을 넣어서는 모처럼의 효과도 없어져 버린다. 설탕은 체내에서 혈당치를 신속히 올리고, 인슐린의 분비를 재촉하여 지방의 합성을 강하게 촉진한다. 그 때문에 커피가 가진 지방분해 작용이 저해되어 버리는 것이다. 그러나 아무튼 블랙 커피는 싫다고 한다면 신(新) 감미료를 사용한다. 특히 최근에 개발된 아스파르템 등은 커피의 작용이 전혀 저해되지 않는다.

단 단맛에 익숙해져 버리면 식사에서나 커피 타임 때에는 단 것이

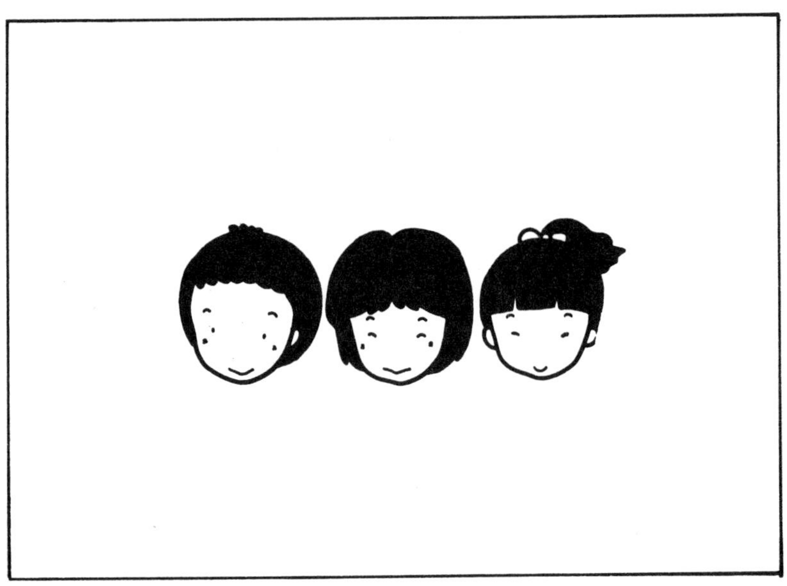

그리워질 염려가 있으므로 될 수 있으면 블랙 커피로 해 두는 것이 좋을 것이다.

⑦ 고기는 국물이 있는 것을

호호 불며 먹는 편이 효과적

고기는 양질의 단백질원이므로 감량 중에도 반드시 먹고 싶을 것이다. 그러나 단백질과 함께 넣어 들어가는 지방이 걱정된다.

그 점에서 점벙점벙하다면 뜨거운 탕 속에 지방이 흘러나와 버리기 때문에 안심이다. 게다가 점벙점벙한 효과는 단지 지방을 흘러내릴 뿐 아니라 몸을 따뜻하게 하는 효과도 있다.

사모다이어트식에 대표되듯이, 마르기 위해서는 몸을 따뜻하게 하는 것이 제일이다. 몸이 따뜻해진다고 하는 것은 자율신경의 기능이며, 체내에서 점점 열이 생산되고 있다는 것을 의미한다. 물론 열의 정체는 에네르기이다. 보통에도 우리들이 섭취한 칼로리의 9할은 체온의 유지에 사용하고 있다.

그러면 체온이 상승하면 어떻게 되는가 하면, 이번에는 몸이 체온을 내리기 위한 노력을 시작한다. 이것이 체표면에서의 열의 방산과 땀이 되어 나타나는 것이다.

이 작업은 몸이 식을 때까지 계속된다. 몸의 심(芯)에서 열이 생산되며, 그 열이 혈액을 타고 피부에 돌며 체표면으로부터 사라져 간다는 작업이 반복되고, 그 동안에 먹은 칼로리는 점점 열로 되어 사라져 가는 셈이다.

몸을 따뜻하게 하는 것은 아무래도 자극물만은 아니다. 좀더 단순하게 뜨거운 요리를 먹으면 몸이 따끈따끈하게 더워진다.

특히 먹은 것이 지방으로 바뀌기 쉬운 저녁 식사는 뜨거운 요리로 몸을 점점 따뜻하게 해주자. 모처럼 더워진 몸을 냉방기의 바람에 드러내거나, 밖의 차가운 공기에 닿게 하는 것은 손해도 이만저만이 아니다.

땀이 나면 날수록 몸의 지방도 연소되고 있는 것이라고 실감하고 약간 정도의 뜨거움은 참아주기 바란다.

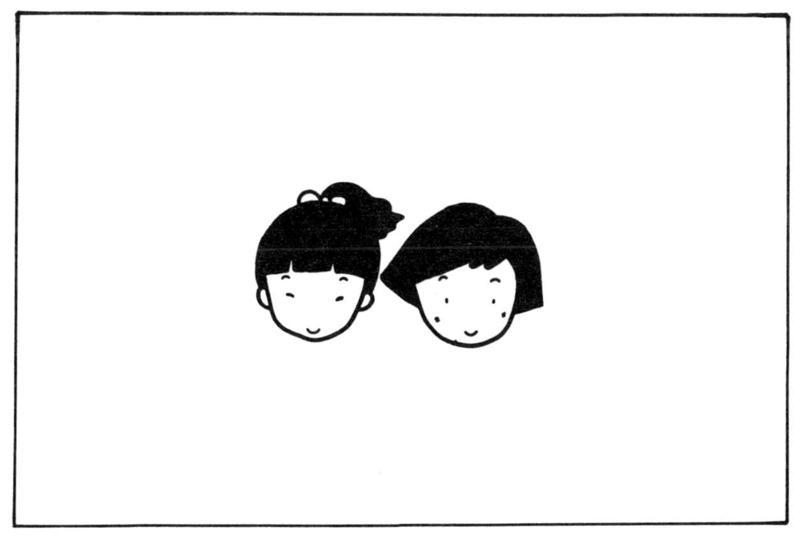

판 권
본 사
소 유

스피드 다이어트 요법

2011년 9월 20일 인쇄
2011년 9월 30일 발행

지은이 | 현대건강연구회
펴낸이 | 최 상 일

펴낸곳 | 태 을 출 판 사
서울특별시 중구 신당6동 52-107(동아빌딩내)
등 록 | 1973 1.10(제4-10호)

ⓒ2009. TAE-EUL publishing Co.,printed in Korea

■ 주문 및 연락처
우편번호 100-456
서울 특별시 중구 신당 6동 제52-107호(동아빌딩내)
전화: 2237-5577 팩스: 2233-6166

ISBN 89-493-0378-7   13510